わたし糖尿病なの

あらたなる旅立ち

南　昌江

医歯薬出版株式会社

This book was originally published in Japanese
under the title of :

WATASHI TONYOBYO NANO
ARATANARU TABIDACHI
(I am a patient with Type 1 Diabetes Mellitus:
A New Journey)

Editor :

MINAMI, Masae.
Director, MASAE MINAMI Clinic of Internal Medicine

ISHIYAKU PUBLISHERS, INC.
7-10, Honkomagome 1 chome, Bunkyo-ku,
Tokyo 113-8612, Japan

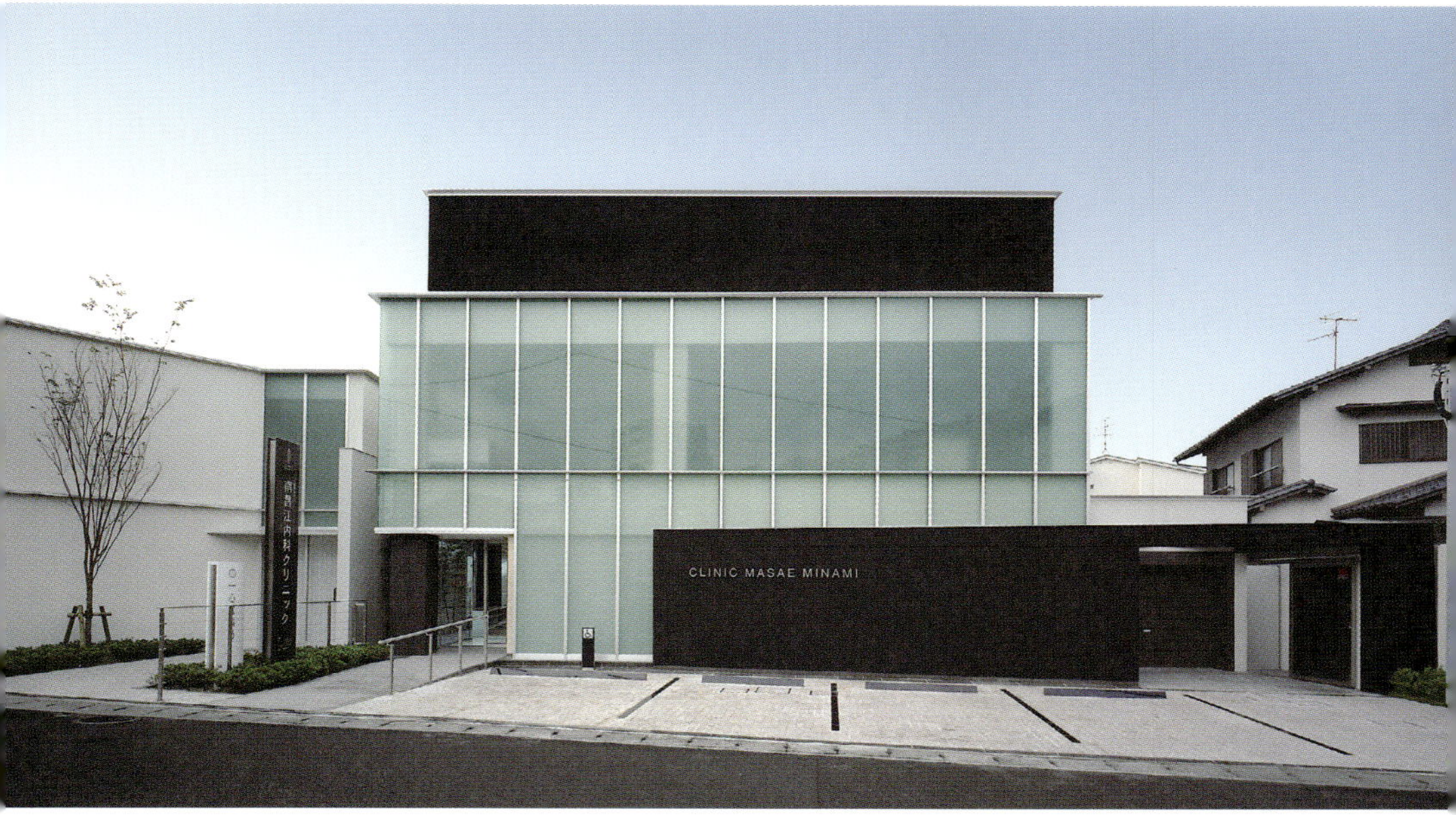

CLINIC
masae minami

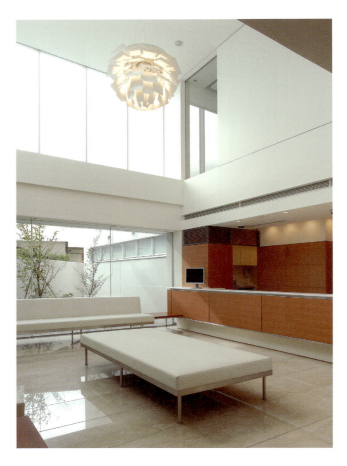

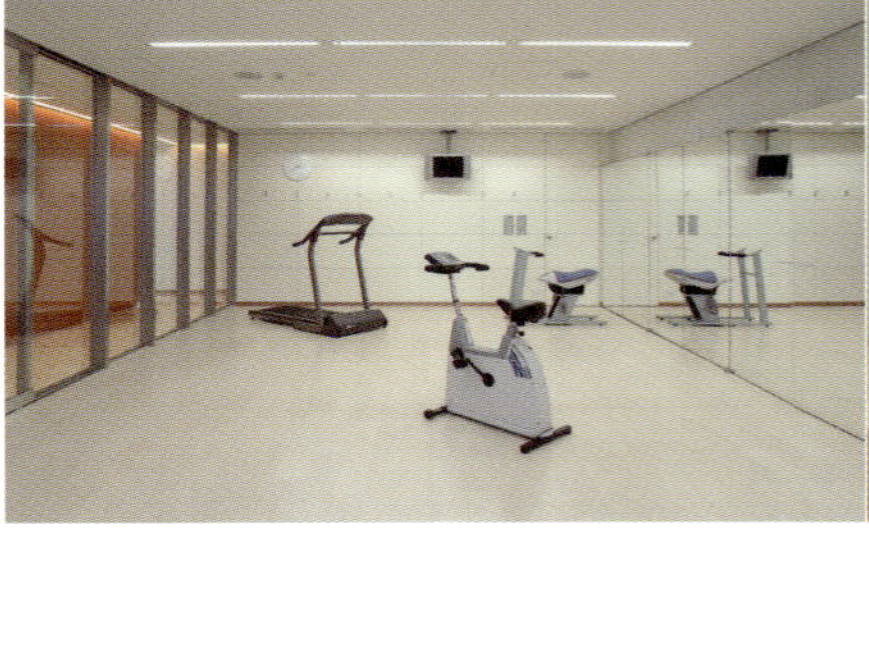

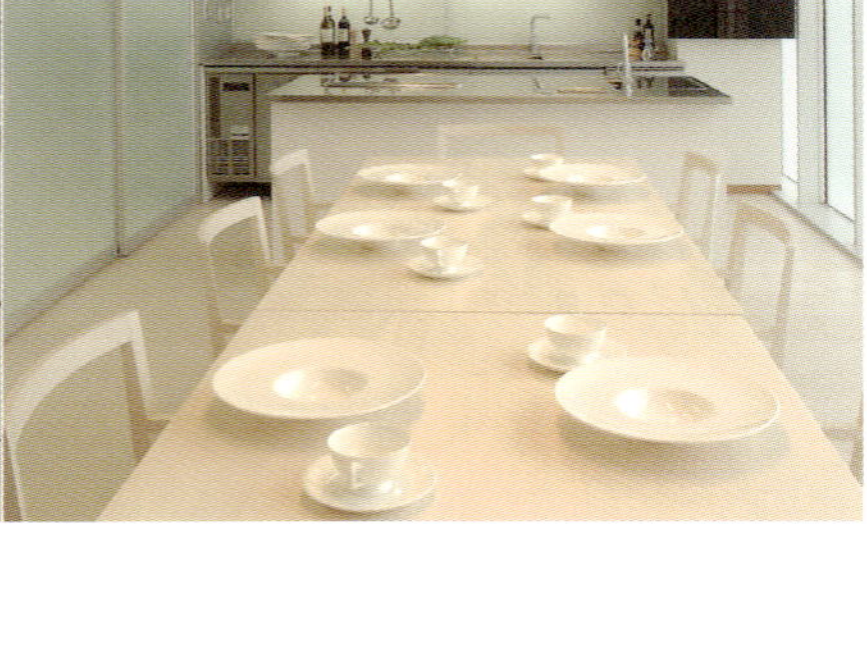

まえがき

1998年（平成10年）に『わたし糖尿病なの』（医歯薬出版発行）を出版して約20年の月日が経《た》ちました。同時に南昌江内科クリニック開業から20年となります。

この20年間、私なりにできることを精一杯やってきましたが、ひとつだけ「いつかやろう、そのうちやろう」と思いながら、積み残してきたものがありました。

私が『わたし糖尿病なの』を執筆するきっかけとなったのは、医師になって1年目、25歳のとき、恩師平田幸正《ひらたゆきまさ》先生（東京女子医科大学名誉教授）からいただいたお言葉でした。

「あなたは貴重な体験をしているのですよ。同じように苦しむ子どもたちのために、自分の経験を本にまとめてみてはどうですか」

その当時の私は、まだ若くて未熟であり、糖尿病のコントロールも決して良好とは言えませんでした。研修医生活はとても不規則で忙しく、睡眠不足も毎日のことでしたので、すぐに「わかりました」とお引き受けできるような気持ちの余裕が、まったくありませんでした。

研修医として東京女子医科大学で多忙をきわめ、3年目に急性肝炎にかかり、入院生活を余儀なくされました。14歳で糖尿病を発症して以来の入院でした。

退院後に職場復帰できましたが、種々の事情が重なり、福岡に帰ることにしました。勤務医として、九州大学医学部第二内科、九州厚生年金病院、福岡赤十字病院で診療経験を積むなかで、自分の体力も回復し、少しずつ自信がついてきました。そしてやっと、平田先生からいただいた「宿題」に取りかかる気持ちになり、執筆をし始め、35歳のときに出版することができました。

できたての新刊本を父に手渡したとき、父から言われた言葉があります。

「35歳で自分の人生を本にして、人さまに読んでいただくのはまだまだ早い。35年で人生成功したと思うな。おまえが50歳を過ぎたときにどんな生き方をしているか、自分に恥ずかしくない生き方をしていたら、本当の意味でこの本を書いた価値がある」

小さいときから、父からほめらることはあまりありませんでした。

母からあとでこっそり、

「本当はお父さんが一番喜んでいるのよ」

と言われましたが、父から言われた言葉は、まったくその通りだと思いました。

「よし、次の自分の目標にしよう」と思いました。この気持ちはずっと私の心のなかにありました。

父から言われたその50歳になったとき、自分の姿を父と母に見てもらいたいと思っていましたが、父は私が37歳のとき、母は私が49歳のときに天国に逝《い》ってしまいました。

55歳になったいま、ようやく父との約束が果たせそうな気持ちになりました。

開業してこの20年間、いろいろなことがありました。

「人生には三つの坂がある。上り坂、下り坂、そしてまさかの坂」

これも父が残してくれた言葉です。

いろいろな「坂」を経験して登ってきましたが、すべての「坂」が私にとって意味のある貴重な「坂」でした。

現在の私は、人生の折り返し点を過ぎたところでしょうか。フルマラソン（42・195km）にたとえると30kmを越したあたりでしょうか。これからまだまだたくさんの「坂」に直面することと思いますが、20年の節目として、医師として、経営者として、女性として、患者として、そして一人の人間として私が経験したことをつづってみました。

1型糖尿病を発症して41年、この間の医学の進歩は目を見張るものがあります。治療法の「進化」はすさまじいばかりですが、私が恩師から学んだ大切なことは、次の世代へと伝えていく義務があると感じるようにもなりました。

本書を、糖尿病とともに歩んでいる多くの患者さん、ご家族、医療関係者、そして私を愛し育ててくれた天国の父と母、恩師である平田幸正先生、仲村吉弘《なかむらよしひろ》先生（元福岡赤十字病院内科部長）に、感謝とともにお届けしたいと思います。

推せんの言葉

公益社団法人 日本エアロビック連盟 理事　大村詠一《おおむらえいいち》

楽しみにしていた本

私の主治医である南昌江先生が、20年前に出版された『わたし糖尿病なの』の続編を出版されると聞き、今回も多くの患者・家族の方や関係者の励みになるんだろうな、ととても楽しみにしていました。先生に出会って読ませていただいた先生の著書は、「糖尿病だってなんにでも挑戦できる」ことを実体験で示されており、私自身、勇気づけられました。そして、この考えは私のモットーになりました。

1型糖尿病との出会い

そんな私は、今から25年前の8歳のときに1型糖尿病を発症しました。いまではどんな年齢でも発症することが認知されていますが、昔は「子どもの糖尿病」だと考えられ、小児糖尿病という診断をくだされました。風邪ぐらいしか知らなかった自分にとって、一生治らず、一生注射を打ち続けなければならない、という現実はなかなか受け入れられないものでした。

1型糖尿病への偏見と無理解

それでも自分で注射ができるようになり学校生活に戻ると、私を待っていたのは糖尿病に対する偏見と無理解でした。インスリン注射をうつたびに「痛そう」「可愛そう」と同情されました。そして、血糖値が下がって力が入らなくなり、糖分補給をすると「ずるい」「学校でお菓子を食べたらだめだよ」などと言われる日々でした。そして、「あの家は食事が悪い」「しつけが悪い」「呪われている」そんな言葉を両親は浴びせられながら生活していたことを、私は成人になってはじめて知り、衝撃を受けました。

1型糖尿病への反発

そんな小学校時代に「運動している人は注射をうたなくても糖尿病が治る」という噂を耳にしました。その噂をしている人、治ったという人に私は会ったこともないのに、自分も治るんじゃないかと昼食前のインスリンを抜いていました。

母が異変に気付いてくれなかったら、ＨｂＡ１ｃが12％を超えていた私は昏睡に陥っていたかもしれません。即入院させられ、いろんな人に「なんでそんなことをしたの」と泣かれ、これまで糖尿病と１人で闘っていたわけではないことに気付くことができました。

南先生との出会い

病気への反発も終えて心機一転、治療に向き合うも、当時の食事制限やインスリンの注入量をなるべく少なくしようという当時の治療法は私には合わず、4歳から始め、10歳から競技に転向したエアロビック競技では思うような成績が出せずにいました。

そんなときに当時の「さかえ」編集者だった田辺靖始さんに南先生の開業を教えてもらいました。セカンドオピニオンなんて言葉が認知されていなかった当時、転院を決めるのは思ったよりも簡単なことではありませんでした。しかし、お会いしてみるとご自身も1型糖尿病であり、いろんな製剤の特徴を次から次へと自身の経験も交えて説明してくださる南先生の言葉には説得力があり、すぐに転院を決め、笑顔でクリニックをあとにすることができました。

エアロビック競技での挑戦

南先生の診察を受けたときに私は「エアロビックで世界一になりたい」と言いました。そして、そんな夢を先生は「血糖値をコントロールしながら練習をがんばればきっとなれるよ」と励まし、体を大きくするために食事量を見直したり、それに伴うインスリン量やその種類を検討してくださいました。

そして、ライフスタイルにあわせた先生の治療のおかげで、私は過酷な練習に耐えられる身体をつくることができ、エアロビック競技のジュニア世界チャンピオンになることができました。

それまで周りに笑われていた夢を否定されず、実現のための前向きな提案をしてくださった先生に、いまも感謝の気持ちでいっぱいです。

1型糖尿病を治る病気へ

２０１６年、熊本地震が起こった年に私はエアロビック競技選手を引退しました。今は２０２３年佐賀国体での公開スポーツ化に備えて後進の指導や普及に励んでいます。

そして、認定ＮＰＯ法人日本ＩＤＤＭネットワークで、１型糖尿病をはじめインスリン補充を必須とする患者とその家族の支援をしています。その活動のなかには、１型糖尿病の根絶をめざした治療、予防の分野に関する研究助成があります。

私は南先生のように医師となり治療で貢献するという道には進めませんでしたが、主治医に負けないよう私も相談対応や講演、そして、研究の応援という形で糖尿病で悩む方々のために活動を続けていきたいと思います。

糖尿病に関わるすべての人へ

１型糖尿病を患いながらも医師になり、開業され、ホノルルマラソンを今年までに16回完走するなど挑戦を続ける南昌江先生は、糖尿病とともに歩む私の人生を変えてくださった恩人であり、私の目標です。

本書では、苦労知らずのスーパーウーマンのように思われてしまうこともある南先生が、乗り越えてきた逆境やその乗り越え方、そして、南先生を長く支えてこられたご家族への思いも紹介されています。

糖尿病に向き合おうとしている人はもちろん、向き合えずにいる人、そしてサポートされているそのご家族や医療従事者など周りの方々にも、ぜひともこの本を読んでいただきたく思います。

もくじ

序章●夢の実現

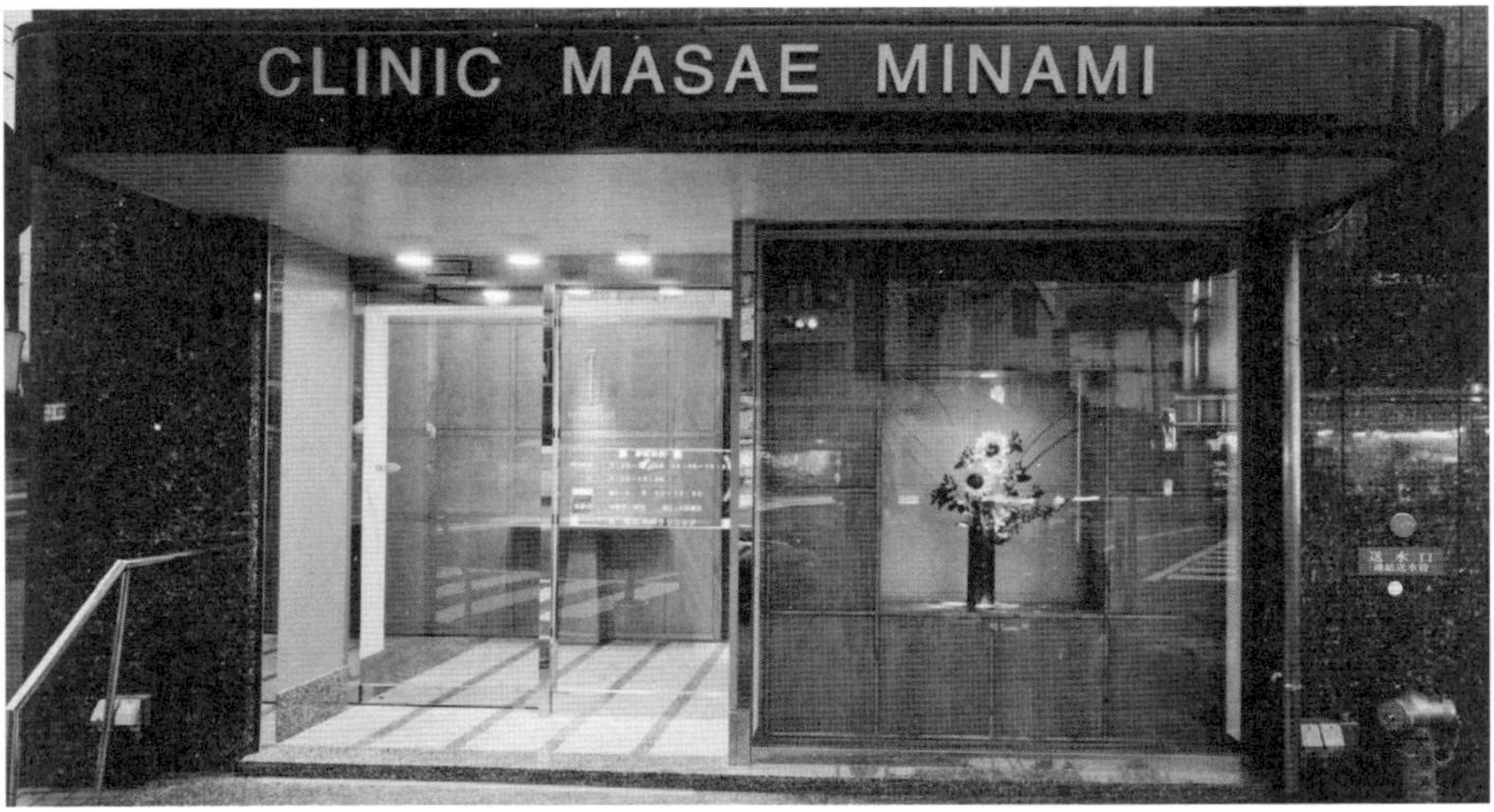

福岡市中央区平尾にあるビル1階で開業（1998年）

開業しようと思った理由

大きな病院ゆえの苦悩

１９９３年（平成5年）４月から、日本赤十字社福岡赤十字病院の内科に勤務することになりました。私が15歳から大学を卒業する24歳まで、その約10年間通院をした病院です。主治医の仲村吉弘先生の下で、糖尿病の診療をする医師として仕事ができたことは、私にとってとても幸せでした。仲村先生、筒《つつ》信隆《のぶたか》先生からは、糖尿病の診療以外にもたくさんのことを教えていただきました。

福岡赤十字病院の糖尿病内科には、とても多くの患者さんが通院しておられました。外来は２人の医師が担当。患者さんたちは、受診の順番を取るために早朝から並んでいらっしゃいました。

当時は、「数時間待ちの３分診療」と言われた時代です。われわれ医師もとても心苦しかったのですが、診療のシステムや医師の数、患者さんの人数からどうすることもできない状況でした。

そんななかで、治療を中断する患者さんも多く、とくに若い2型糖尿病の患者さんが多かったので、「なんとか改善できないかなあ」と思っていました。

仲村先生に「土曜日の診療や、早朝外来などを行って、少しでも多くの患者さんの診察をすることはできませんか？」と提案しましたが、「医師だけでできることではない。大きな組織のなかでは、他の多くの人たちにも関係してくるので、それは無理だろう」と言われました。

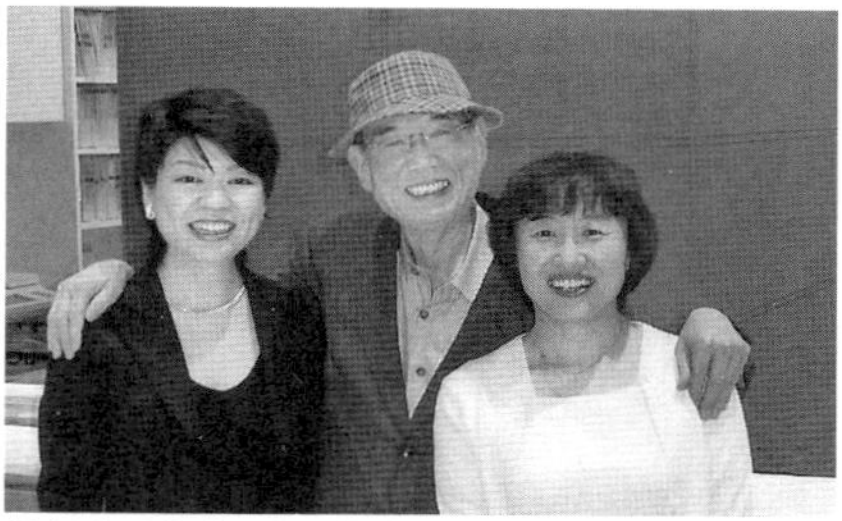

仲村吉弘先生、和田美也先生と（2004 年 10 月）

患者さんのひと言

診察中に患者さんから「先生、私、いつまで通院しないといけないのですか？　毎月1回の受診が苦になっています。病院に来ると気分が落ち込むんです」と言わたことがありました。

ふっと、自分が患者として通院していたときのことを思い出しました。高校生のころは、新幹線に乗って小倉から通院していました。福岡に来るのは楽しみでしたが、病院での待ち時間の間に、頭痛がして、市販の鎮痛剤をときどき内服していました。長い待ち時間を覚悟して病院に行っていましたが、急患などがあるともっと長くなり、イライラしたこともありました。

素敵な女性

そんなとき、同じ医局にいた先輩の和田美也《わだみや》先生が和田美也内科クリニックを開業されて、生き生きとした姿で私に話をしてくださったことがあります。

「南先生は、仲村先生がおられる間は、ここの病院にいられると思うけど、その後はどこに異動になるかわからないよ。医局内の人事だからね。私は開業してから、それまでよりもしっかりと患者さんと向き合えるようになれたし、自分の思うとおりのことがなんでもできるから、やりがいがあるよ。開業はいいよ」

当時私が勤務していた病院には、数名の先輩女性医師が勤務されていましたが、毎日忙しい診療と当直業務などで、とても疲れていらっしゃいました。私も毎日の業務に追われていて疲労感はありましたが、若かったせいでしょうか、病院内にある駅伝チームに入って大会に出たり、同僚の仲間と食事に行ったりして、私なりに充実した日々を過ごしていました。

そんなときに、母から「先日、素敵な女性になるための講座を開いている学校の校長先生の講演を聴いたのよ。とても素敵な女性で生き生きしていたよ。気持ちがすごく前向きになった。昌江は仕事ばかりのようだから、もう少し女性としての勉強もしてみたら?」と楽しそうに話をしてくれました。当時、私はお付き合いしていた男性と別れることになり、母も少しそのことには気がついていたようで、そんな私を察しての話だったと思います。私も、30歳を過ぎて、「結婚」を意識していた年頃でしたので、自分の将来に不安を感じていた時期でもありました。

早速資料を取り寄せて、体験入学をしました。そこには、これまで体験したことがない世界がありました。校長先生は、当時40歳代の女性でした。ファッションや言葉遣《づか》い、立ち居振る舞い、知性、前向きな考え方、すべてにおいて本当に素敵な女性でした。そして経営者でもあるということ。今では、女性の社会的な立場はずいぶんと変わってきましたが、当時はまだまだ女性の経営者は少ない時代でした。

母からこの学校（Finishing School）のことを勧められたときは、「結婚前の花嫁修業のようなものでしょう。仕事で忙しいのにそんな暇《ひま》はないよ」と応えて、あまり気が乗らなかったのですが、体験入学をして全然違うものだとわかりました。ひょっとしていまの自分から、なにかを変えることができるかもしれない、そんな気がしてウキウキしながら、入学金を納めました。

週2回、6か月間の基礎講座では、ファッション、メイクアップ、ヘアスタイル、立ち居振る舞い、話し方、歴史の勉強、茶道、花道、着物、インテリアなどなど、これまで学校では勉強できなかったことを学びました。仕事が終わってから、1日で一番疲れた時間帯に通ったわけですが、「今日はまたどんな新しいことを学べるのだろう」と、とても楽しくなっていました。また、医療関係とまったく異なる職種の違う友人と、めぐりあうこともできました。20数年たったいまでも一緒に食事をしたり、旅行に行ったり、恋の話や悩みごとを聞いてもらったりと、本当に信頼のおける友人です。

それまで縁がなかった勉強から、多くのことを学ぶことができました。そして、この学校に通ったことによる一番の収穫は、「自分の将来像」を考えるようになった、ということでした。

開業の決断

医師として自分の10年後をみすえたときに、「生き生きと仕事を続けていたい」「自分のめざす医療を実現したい」ということが目標でありましたが、勤務先の病院ではそれをかなえることは無理だと思いました。また、糖尿病である自分の身体のことを考えたときに、大病院での当直業務や不規則な生活リズムのなかで、何歳まで元気で仕事ができるのだろうか、と不安も強くわいていました。

Finishing Schoolでの女性の講師の先生方や校長先生の生き方、開業している先輩の女性医師の姿をみて、「私も開業して自分が納得できる医療をしよう。後悔しない人生を送ろう」と思うようになったのです。33歳から34歳のころでした。開業するには、経験も浅く、ずいぶん若い年齢でしたが、冷静に自分のからだのことを考えたときに、「健康な人よりも自分の寿命が短いのであれば、前倒しして実現できる方向をめざしていこう!」と思い至り決断をしました。

開業の準備(その1) 物件さがし

一度決めたら、昔から実行は早いほうです。資料を取り寄せたり、知り合いの先生にノウハウを教えていただいたり、病院の勤務が終わってから新たな勉強に取り組んだりと、たくさんの準備作業に取りかかりました。開業のお手伝いをしてくださる業者の方と会い、私が開業を決めたいきさつ、決意などを詳しくお話ししました。

まずはじめに取りかかったことは、開業する場所を決めること、そして資金計画、資金調達です。開業場所を決めるとき、お願いしていた業者の方は、私の意向を理解されていたのか、されていなかったのかわかりませんが、空き物件を次々と紹介・提案されてきました。5年間、福岡赤十字病院に勤務していたので、そこで診ていた患者さんが少しでも来てくださることを予想して、比較的福岡赤十字病院に近く、交通の便利がよいところを探しました。希望の条件に合わない物件を持ってこられたときに、業者の方は「先生がいま診ている患者さんは、病院のネームバリューで通院しているのですよ。開業すると、そのうち10人くらいしか来ていただけないと思ったほうがいいですよ」と言われました。少し自信をなくすような、冷たい水をかけられたような言葉でした。

そんな話を父にしたときに、父は「お前が福岡赤十字病院を辞めたら病院が傾く、といわれるぐらいになったら、開業してもきっとうまくいくだろう。そのくらいの自信はあるのか？　業者の人は、開業のお手伝いが仕事でお金が入ってくるわけだから、とにかく医者が開業してくれさえすればいいんだ。お前はまだまだ世のなかのことがわかってない。すぐに印鑑を押したりするなよ。商売をするうえで、場所は一番大事だ。父さんが今度福岡に行って一緒に探してやる。自分の足で探さないと良い物件は見つからない」と心強い言葉を父からもらいました。

いくつかの物件を探し、そのなかから数件、実際に父と一緒に歩いて見に行きました。父は長年商売をしているので、「人が来やすい場所」というのが直感でわかると言うのです。最終的に決めた物件は、大通りに面したきれいな10階建てのビルの1階、西鉄電車平尾駅から徒歩約3分のところでした。37坪と少し狭かったのですが、申し分ない場所と思いました。

契約のときは、父も来てくれました。良い場所だっただけに、毎月の家賃も天神（福岡市内にある九州最大の繁華街）並みに高かったのです。父はビルのオーナーに、「敷金をもう少し高くしてもらっていいので、家賃を下げられませんか？」と交渉しました。その願いを受け入れていただき、無事に契約も終わりました（後日、この選択が裏目に出ることになるのですが……）（30頁参照）。

そのときに、毎月のランニングコストは、少しでも抑えたほうがよいと教わりました。

開業の準備（その2）資金計画と調達

開業するために次に越えなければならない課題は、資金計画と資金調達です。ある程度の資金計画ができたところで、自分の預金口座がある銀行に一人で相談に行きました。「いまは、お医者さんでもある程度の預金か保証人が必要ですよ」と、私がまだ若かったのか、女性だったからなのかわかりませんが、詳しい話をする前に門前払いのような応対をされて、とてもいやな思いをしたことを覚えています。

資金面で父に頼りたくはなかったのですが、その話を父にしたら、

「当たり前だろう。お前みたいな小娘《こむすめ》に、どこの銀行がすぐに何千万円も貸してくれるものか」

「資金は、ミナミ電器と長年取引のある銀行にしなさい。うち（ミナミ電器）の預金担保ということであれば、銀行も貸してくれるはずだ。金利も少しは低くしてくれるだろう」

「お父さんも少しぐらいは手伝ってやるから」

とありがたい話だったのですが、私は、

「お父さんに頼りたくはない。自分の力でやってみたいの。糖尿病があっても自分の力で開業できるんだということを証明したいから」

と自分の気持ちを正直に父に話しました。

父は、「昌江の気持ちはようわかった。親の気持ちもわからんと……。資金の援助はせんが、お父さんが保証人になるから、預金担保でお金を借りなさい。そして借りたお金は、1日でも早く返しなさい」

優しく厳しい父の言葉でした。

父のおかげで、銀行からも無事にお金を借りることができました。

開業の準備（その3）設計士 江里好継《えりよしつぐ》氏との出会い

場所も資金調達も決まり、次はクリニックの設計です。ビルのテナントですが、私の「城」ですからデザインにはこだわりたかったのです。

毎月受診される患者さんが、苦痛なく通院できるクリニック、待合時間も気にならずに快適に過ごせる空間、そしてクリニックらしくない、おしゃれなインテリア……。

8社の業者の方とお話をし、設計図も描いていただきましたが、どれも自分が納得するデザインではありませんでした。これまであるような、ありきたりのクリニックの設計ばかりでした。

悩んでいたところに、知り合いの方から「江里さんを紹介してあげようか。少し高いけどよいものは作ってくれるよ」と勧められました。他にも数人の方から「江里好継さん」のお名前は聞いていたのですが、レストランやバー、ホテルのロビー、住居の設計などを主にされており、病院関係は少ないと聞いていたことと、値段が高いと言われていたので躊躇《ちゅうちょ》していました。しかし、これまでの8社の方からの設計図では、どうしても納得できなかったので、思い切って江里さんに会うことにしました。

はじめてお会いしたときは、少し無愛想な印象でしたが、私の話をじっくり聴いてくださり、いろいろと質問もされました。

「先生の目が印象的だ。先生の患者さんに対する想いもよくわかりました。先生の想いを実現できるような建物を描いてみます。少し時間をください」と言われました。これまでお会いした業者の方とは違う「熱意」のようなものを感じました。直感的に「この人にお願いしよう！」と決め、次にお会いするのがとても楽しみでした。

約1週間後にお会いし、描いてくださった外装のデザインと青写真を見せていただきました。その瞬間に、私の夢の扉が開いたのです。

江里さんは、空間のデザイン、特に照明やインテリアにもこだわりました。病《やまい》をもつ患者さんの不安な気持ちを、少しでも和《やわ》らげることができるよう、待っている時間もストレスを感じないよう、そんな私の気持ちに随所でこたえてくださいました。

しかし、問題は費用です。いいものを作るには、やっぱりお金は相応にかかるものです。うわさどおり、相場の1.5～2倍でした。父は「こんなにお金をかけて意味があるのか？」とはじめ反対をしましたが、私は、「患者さんが、〝私のクリニックに来てよかった〟と言ってくださるよう、中身も箱も自分が納得できるものを作りたい。それで患者さんがたくさん来てくださるようになったら、きっと返せると思うから」と父を説得しました。

江里さんと一緒に仕事をしている、あかざえりさん（本書のカバーイラスト・デザイン制作）には、南昌江内科クリニックのロゴマークや名刺、手帳、時計などを素敵にデザインしてもらいました。いつも「先生にピッタリなデザインを考えています」と話してくださいます。

それから何回も江里さんとの打ち合わせを行い、工事業者を決め、内装の工事が始まりました。

私は、5年間勤務した福岡赤十字病院を1998年（平成10年）3月末日で退職しました。

経営者の勉強会

開業を決めてから、多くの人と出会う機会が増えました。異業種の方との集まりや、経営者の勉強会にも参加しました。週1回朝6時半からの1時間の勉強会では、いろいろな経営者の方のお話をうかがうことができました。熱い心意気の方が多く、とても良い勉強になりましたし、そこでたくさんの経済界の方々とのご縁もいただきました。

自分の人生を背負う覚悟で開業

クリニックの名前を決めるときに、多くは自分の名字かその地域の名前を使うことが多いのですが、私はフルネームを使いました。

当時は、まだ女性医師の開業医は少なかったのですが、なかには「女性の先生のほうが話しやすい」と言われる患者さんもおられました。開業するうえで、女性であることのメリットを生かそうと思ったことと、大げさですが自分の人生を背負う覚悟でフルネームを付けました。

20歳のころから、常に自分の10年後を考えて生きてきました。それより先のことは考えられなかったのです。開業を決めたときも、「この先10年間は元気でいられるだろうから、自分が納得できる人生を送って10年以内に借金も返済しよう」と思いました。

南昌江内科クリニック開業

開業1年目

１９９８年（平成10年）６月１日（月曜日、大安）、福岡市中央区平尾にあるビルのテナント１階に「南昌江内科クリニック」として開業しました。当日は、飾りきれないほどのお祝いのお花をたくさんいただき、しばらくはお花屋さんと間違えられるほどでした。

クリニックは、ビルのテナント１階にあり、人通りも比較的多い場所でした。クリニックらしくないデザインにしましたので、当初は「美容室？」「カフェ？」「エステ？」など間違われたものです。

外から見えるウィンドウには、毎週花をかえて飾りました。クリスマスにはイルミネーション、お正月には門松などと季節感を出し、外を通る皆さまにも楽しんでいただけるようにしました。

スタッフは看護師２名、医療事務兼管理栄養士１名、医療事務１人と私の５名からの船出となりました。このうち管理栄養士の田村《たむら》あゆみさん、看護師の野口昭恵《のぐちあきえ》さん（現在は健康運動指導士・エアロビインストラクター兼務）の２人は、開業当初からいまもずっと一緒に仕事をしてくれています。

お祝いのお花はたくさんいただきましたが、実際に患者さんが来院してくださるのかどうか、とても不安でした。しかし、当日はこの日を待ってくださっていた患者さんがたくさん受診されました。

一番に来院してくださった患者さんは、福岡赤十字病院時代からの患者さんでした。「カルテ番号一番になります」と朝早くから来てくださいました。遠方の大宰府から今も毎月通院してくださっており、現在84歳になられましたが、とてもお元気です。

また、数か月前に1型糖尿病を発症したばかりの生後10か月の女の子も受診されました。今では立派な大学生です。

開業1か月間は、毎日が初診の患者さんでしたのでとても忙しく、200名以上の患者さんが来てくださいました。そのうちの約60％は糖尿病の患者さんでした。

開業1年間は、「1型糖尿病の患者が医師になって、おしゃれなクリニックを開業」などと新聞やテレビ、雑誌からの取材も受け、その宣伝効果もあって、とてもありがたいことに毎月患者さんが増える一方でした。とくに、1型糖尿病の患者さんが九州各県から、また関東、関西、四国からも来てくださいました。なかには、小さなお子さんとご両親、お祖父さんお祖母さんも一緒に来られたこともありました。

来院される患者さんの多くは、突然に1型糖尿病を発症され、ご家族も大きな不安を抱え、藁《わら》にもすがる思いで相談に来られます。そんなときは、私が1型糖尿病を発症して、両親はとても不安な気持ちで1年間を過ごし、そのあとに平田幸正先生（当時、東京女子医科大学糖尿病センター所長）の診察を受けたときのことを思い出します。当時、平田先生から「治療法がある病気だから、きちんと治療すれば大丈夫ですよ」と言われたことを思い出します。それから40年以上も経っているわけですから、「大丈夫ですよ。私も40年以上インスリン治療をしていますが、こんなに元気ですよ」とお話しをしています。診察が終わって、安心された患者さんやご家族の笑顔を見ると、本当にうれしくホッといたします。

忙しい日々のなかで

開業を決意した目的の一つが、治療を中断される患者さんをなんとかしてあげたい、という気持ちでした。平日に受診できないことが、中断の主な理由でしたので、土曜日と日曜日も診療を行いました。水曜日を休診にして、土曜日は毎週午前中、日曜日は月2回午前中という診療にしました。

しばらくすると、土曜日の患者さんがたいへん多くなりました。私一人の医師による診療では限界を感じるようになりました。患者さんの待ち時間が長くなり、患者さんたちにご迷惑をかける事態となってきました。狭い待合室には、立って待っている患者さんもいらっしゃいました。ときどき「待ち時間が長すぎる」と苦情もいただきました。患者さんにたくさん来ていただくのは、とてもありがたいことなのですが、このような問題が生じ、何とかしなければならないと考えるようになりました。

開業当初は、「細々でもいいから、自分が納得できる医療ができて、生活ができればそれでいい」と思っていました。自分でできる範囲ということで、ビルのテナントの広さも選び、十分だと思っていました。

しかし、このような状況を見た父から、「元気で仕事ができて、こんなに患者さんが来てくれるんは、ありがたいことや。余裕があるんやったら、銀行から借りたお金は1日でも早く返し、自分で土地を買って診療所を建てんか。お前はいつまで元気で仕事ができるかわからん。年を取ったらいずれは仕事ができなくなるやろう、そうなったら売るなり貸すなりして生活していけるやろう」と言われました。

開業して2年目でしたから、まだそのような「勇気」は私のなかにはまったくありませんでした。

実はこのとき、父はがんの転移で入院していました（「父のこと」148頁参照）。

ふくらむ夢

2型糖尿病の治療の基本は、食事療法と運動療法などの生活習慣の改善が必要なことは昔から変わりないのですが、新しい薬が開発されると、つい薬でなんとかしよう、とわれわれ医療者は思いがちです。最近は、新薬が次々と開発され、よりその傾向が強くなってきているように感じています。

一方で、患者さんは「糖尿病だけにはなりたくなかった。ここでもどうせ〝食べたいものをがまんしなさい〟〝がんばって歩きましょう〟と言われるんでしょう」とおっしゃいます。食事療法や運動療法が、「苦行」に近いイメージなのです。

私は、糖尿病と長年付き合っていますが、食べることは大好きですし、体を動かすこともとても楽しいことと実感しています。糖尿病治療で一番大切な、「食事と運動」が、工夫次第でいかに楽しいものになるのかを、患者さんにわかっていただきたい、実感していただきたいなあ、と強く思うようになりました。

当時、一般的な「栄養指導」では、糖尿病の『食品交換表』(日本糖尿病学会編集)を基本にして、カロリー計算や食材の単位を覚え、栄養バランスの大切さなどを管理栄養士がお話しします。管理栄養士がどんなに工夫してお話ししても、限られた時間のなかでの「机上」ではお伝えしたいことが限られます。また、一方で患者さんやご家族の立場に立つと、計算や単位など新しく覚えなければならない「勉強」をつきつけられ、しかもそれまでの生活を全否定されたような、パニック状態になる方々もいらっしゃいます。「わかりました」と生返事されて、結局実践できない方々も多くいらっしゃいます。

実際の糖尿病食は、決して「制限食」ではないのですよ、「健康食」なのですよ、このことを理解していただきたい、という気持ちも日々強くなって来ました。「作って美味しい」「見て美味しい」「食べて美味しい」が実践できる調理実習を行いたいと思いました。

また、運動の楽しさを伝える指導を、医師が行うのはなかなか難しいものですが、実際に運動の楽しさを味わっていただくために、「運動教室」を開きたい、そんな施設があったら理想だなあ、とぼんやりと思うようになりました。

フルマラソンが自信に

開業して4年目の2002年（平成14年）12月、ホノルルマラソンに初参加し、42・195㎞のフルマラソンを完走することができました（110頁参照）。

ゴールしたときは、それまで生きてきたなかで一番感動した瞬間でした。精神的にも身体的にも「まだまだやれる！」と自信がわきました。「お父さん、やったよ！」と心のなかでさけびました。その1年半前に亡くなった父が天国からきっと見守ってくれているだろうな、と思いました。そしてこのとき、次の夢の扉が開いたのです。

父から言われた言葉「土地を買って自分のクリニックを建てなさい」を実現しよう！

「昌江なら、きっとできる！」と、そのときも父が背中を押してくれているような気がしました。

傘をさしてくれた銀行

開業して4年目で当初の借金を返済することができました。当初は10年の予定でした。父の言葉通り、銀行は「晴れた日」には傘をさしてくれました（155頁参照）。新しくクリニックを建てるので土地を探している話をしたところ、銀行は早速すばやく対処してくれました。ちょうど、クリニックに近い場所で良い土地が見つかりましたので、その土地を購入することに決めました。今度の借り入れ額は、前回の約七倍で桁《けた》が一つ違います。私は銀行の担当者に「私には病気がありますが、大丈夫なのですか？　本当にこんな大金を貸してくれるのですか？」とたずねましたが、「これまでの実績から判断しますので大丈夫ですよ」と言われました。

以前に個人で住宅金融公庫の住宅ローンを組もうとしたときに、「糖尿病でインスリン治療をしている」ことで、保険に入れなかった経験がありました。心配でしたが、持病を持っていることは関係ない、とのことでした（おそらく法人による借り入れであったためと思われます）。

はじめに開業を考えたときに、一人で銀行に相談に行ったときの対応とは、天と地の差がありました。父の言葉が痛いほどよくわかりました。

すでに父は亡くなっていましたので、今回は自分の決断で何ごとも進めていかなくてはなりません。自分で築き上げてきた人脈のなかで、信頼できる人に相談しながら進めていきました。

あらたな夢の実現へ

自分の城をつくる

「今回は、土地からのスタートですから、ゼロからすべてを作ることができるのです」

はじめのクリニックでお世話になった設計士の江里さんは、テナントでの開業後も何度も足を運んでくれました。「いつか建物を作るときは、僕が先生にふさわしいものをつくるからね」と常々話してくれていました。

実際に一緒に土地を見に行き、江里さんはその周囲をじっくりと眺めながら歩いていました。おそらく、これから作る私の城のイメージを考えていたのだと思います。

江里さんとデザイナーのあかざさんとの打ち合わせは、何十回も行いました。いつも診療が終わって食事をしながらでしたが、その日のうちに終わることはありませんでした。

江里さんは、私だけでなく、他のスタッフの意見もよく聞いてくれました。待合室の空間は、患者さんが待っている時間を苦痛と感じないように、吹き抜けの天井、季節を感じられる中庭、ソファの高さや位置など、細かい部分にわたって考えぬかれた設計でした。また、スタッフが動きやすい動線、診察ベッドの高さ、採血台の高さ、引き出しの幅、奥行きなど、すべてオリジナルで、働く人も仕事がしやすいよう気を配ってくださいました。

ソファや照明器具は白に統一し、季節ごとに咲く庭の花は、白い花が咲くようにしました。2階は、私の念願の「調理実習室」と「運動療法室」を設け、実習室の食器は、ボーンチャイナの白い食器に統一しました。

私の願いである「患者さんが、治療に対して前向きになれるよう」「通院が苦痛に感じないよう」「安心して気持ちよく治療を継続できるよう」「元気を発信するクリニックであるよう」常に考えてくれました。

江里さんとあかざさんとの打ち合わせでは、毎回夢が膨らんでいきました。

真冬に地鎮祭を行い、２００４年（平成16年）10月に向けて工事が始まりました。

新しいクリニックは、当時のクリニックから歩いて5～6分の場所でしたから、昼休みには毎日のように工事の進行状況を見に行きました。その年は猛暑でしたので、工事の現場で仕事をしている方々も本当に大変だったと思います。ときどき、江里さんが現場の監督さんに難しい顔をして怒鳴《どな》ったりする姿を見て、プロの熱意を感じたものでした。

江里さんのこだわりで、「やり直し」が多く、実際にでき上がったのは開業前日でした。たくさんの方々の熱い想いでできた上がった私のクリニックは、おしゃれで洗練された建物となりました。

江里さんからは、「僕は箱を作ったけど、これを生かすも殺すも先生の腕次第だからね」と言われ、その言葉に身が引き締まりました。

２００４年10月1日、福岡市南区平和に「医療法人　南昌江内科クリニック」として新たなスタートを切りました。この日は母の誕生日でした。

診療方針

クリニックを新しくし、スタッフの人数も年々多くなってきました。スタッフには私の考えをしっかり伝え、再確認しながら目標を統一し、毎年その目標に向かって、スタッフそれぞれが目標を立てています。２００４年にホームページを作成しました。治療方針は、随時更新しています。２０１８年（平成30年）４月現在、公開している診療方針を紹介します。

①患者さんが安心して気持ちよく、治療が長続きできるクリニック

以前、大病院で勤務していたころ、定期通院が面倒でついおろそかになったり、放置される患者さんを多く見受けました。そのような患者さんが、数年後に自覚症状に気づいて受診されたときには、すでに合併症が進行していてどうにもならない状況になっていました。そのような状況をなんとか改善したいと思い、「患者さんが安心して気持ち良く、治療が長続きできるクリニック」を作りました。

②「糖尿病とともに生きる患者さんの人生」を考える

たくさんの糖尿病の患者さんと接していくうちに、「糖尿病とともに生きる患者さんの人生」を考えるようになりました。糖尿病があっても元気で明るく充実した人生を送っている患者さんはたくさんおられます。私はそのような方々から多くのパワーをいただき、いろいろなことに挑戦することができました。

③「元気を発信するクリニック」をモットーに

患者さんには糖尿病を通じて、スポーツや食の楽しみを味わっていただきたく、運動教室や栄養教室（調理実習を含む）を設置しました。「元気を発信するクリニック」をモットーにさらに充実した糖尿病診療に取り組んでいきたいと思っています。

クリニックの特色

①受診のために会社や学校を休まなくていいように、毎週土曜午前、月1回日曜（午前）診療を行っています。

②スタッフは18名、糖尿病専門医3名、看護師5名、管理栄養士4名、健康運動指導士2名、医療事務4名（このうち糖尿病療養指導士9名、1型糖尿病4名）です。全員糖尿病の学会や研究会に積極的に参加、発表し、糖尿病に関しての専門的な知識を十分に習得したうえで、一人一人の患者さんにきめこまかな指導を行っています。

③糖尿病教室、運動教室、調理実習を行っています。

④糖尿病患者さんの会を作り、患者さん同士の交流や勉強会を中心に定期的に活動を行っています。2型糖尿病の方を中心とした「歩《あゆみ》の会」では、毎月『南風通信』の発行、年1回バスハイク、カラオケ大会、バーベキューなどのイベントを行っています。

⑤1型糖尿病の患者さんの「I《アイ》の会」では、年1～2回のセミナーや宿泊討論会、懇親を目的としたお花見や、バーベキュー、忘年会など楽しい行事が1～2か月ごとに行われます。また「Iの会」

のホームページもあり、患者さん達が中心となって運営しています。

⑥「1型糖尿病こどもの会」では、サマーキャンプ、七夕会、クリスマス会、お母様たちの相談会を行っています。こうした患者さんたちの交流のなかで、悩みを解消し、安心し、励まされて、次第に病気を受け容れることができるようになる方も多くみられます。特に、幼少期に糖尿病を発症した場合、お母様の不安はとても大きいものです。お母様の気持ちや考え方などが、その後の患者さんに大きく影響します。

私の母は、「あなたが糖尿病を発症したときはとても不安だった。お母さんたちが相談できる場所は必要よ」とずいぶん前に私に話をしてくれました。開業したら、ぜひそんな会を作りたいと思っていましたので、１９９８年開業当初から行っています。

院内教育

①糖尿病教室

当初は毎月行っていましたが、そのうちマンネリ化を感じたので、そのときの話題を中心にスタッフ全員で企画しています。最近では2型糖尿病の患者さん向けには、「認知症とフレイル（高齢による衰弱）」「熱中症」「感染症」「動脈硬化とフットケア」などを行いました。

はじめて糖尿病と診断された方はもちろん、病歴が少し長くなって忘れがちになってきた方にも参加していただくよう勧めています。より具体的なアドバイスができるよう、そして患者さんが自然と自己管理に取り組んでいただけるようにお手伝いしています。

1型糖尿病の患者さん向けには、「糖尿病と妊娠管理」「インスリンポンプサロン」「フリースタイルリブレを用いた血糖管理」など、1型糖尿病の医師を招いての勉強会も行っています。医師からの講演や患者さんの体験談などをお話していただき、その後にグループディスカッションを行います。ここでは、「同じ1型糖尿病の人と初めて話をした。同じ悩みを共有できて安心した、前向きになれた」など患者さん同士の交流が治療にとても重要であることを痛感させられます。

② 栄養指導

管理栄養士がマンツーマンでそれまでの患者さんの食習慣をお聞きしながら、個人個人のライフスタイルに合った指導を行います。

③ 調理実習

毎月、2日間行っています。料理をする楽しさを実感し、食物の素材の美味しさを十分に味わいながら、美味しい料理づくりを実践しています。旬の素材を生かしながら、季節感も味わえるメニューを心がけています。患者さん同士のよき交流の場にもなっています。

それまでに作った料理のなかから評判の良かったメニューを選んで、料理本を作成しました。２０１１年（平成23年）に『アイデアいっぱい糖尿病ごはん』（南昌江内科クリニック編著、書肆侃侃房発行）として出版しました。これまでに（２０１８年４月）、１５５回の調理実習を行いました。

④ 運動教室

医師による運動療法指導箋のもと、その方の体力に応じた運動を指導しています。チェアー体操、

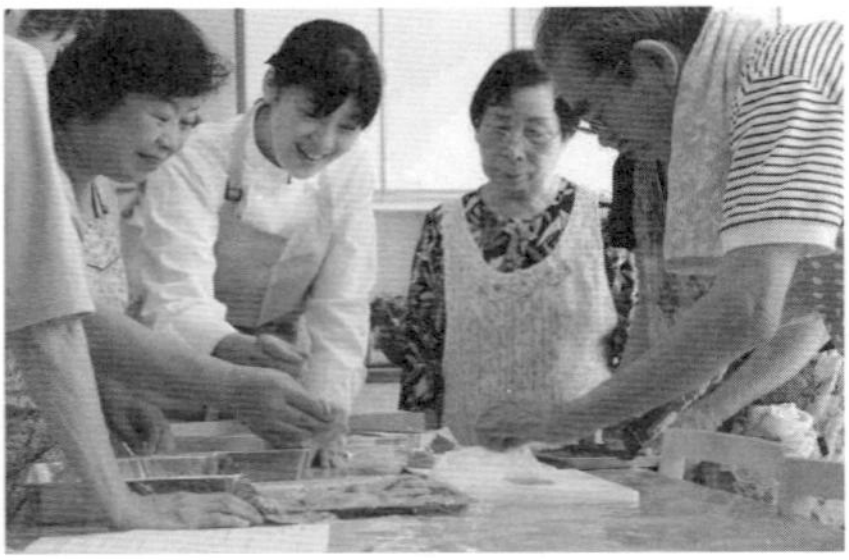

調理実習

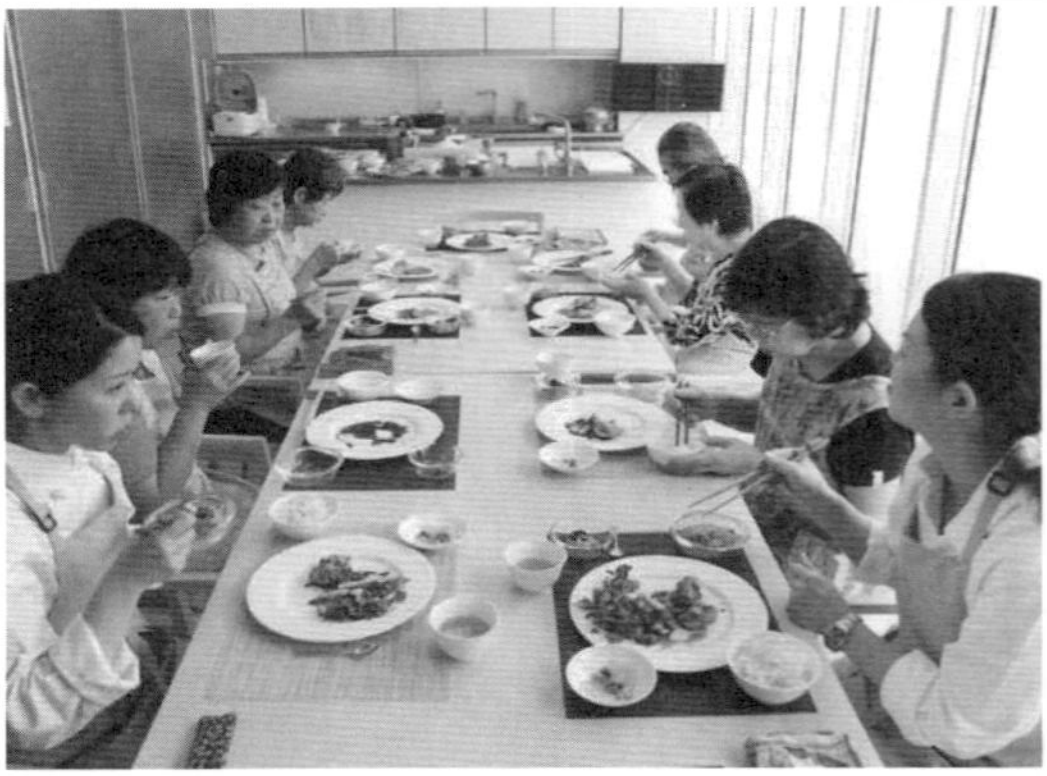

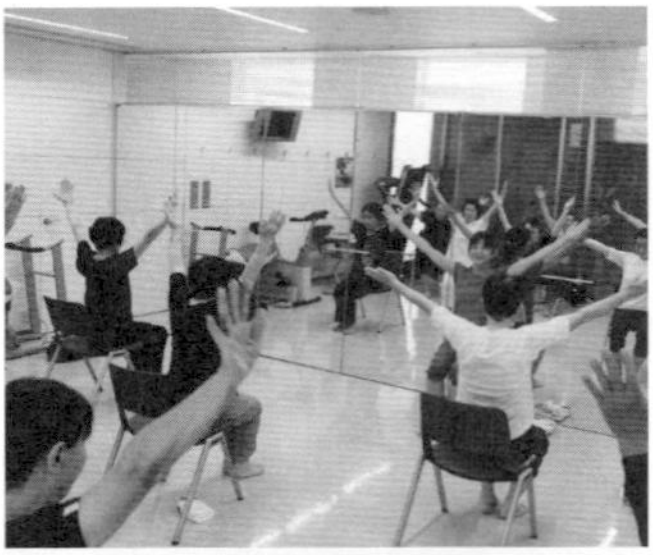

運動教室

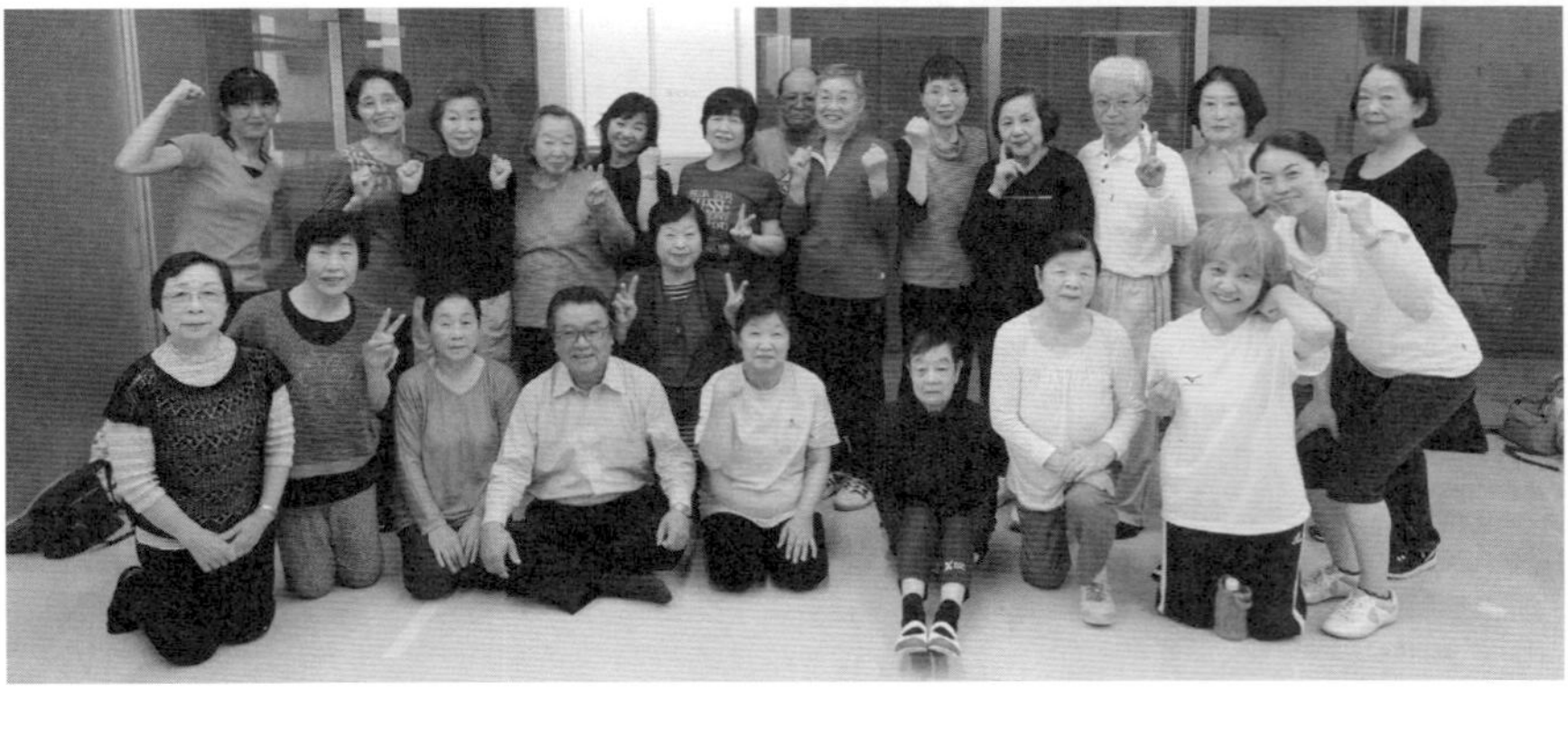

リズムウォーキング、リズム体操の三段階のクラスがあります。からだを動かすことの「楽しさ」を知っていただき、運動習慣を身につけていただくことが目的です。

最近では高齢者のフレイル予防のための個人指導も行っており、参加の患者さんが多くなってきています。

病診・診診連携

入院や救急が必要な場合には、福岡市内や近郊の国公立病院、大学病院と連携し対応しています。入院が必要な場合は、糖尿病教育、DKA（糖尿病性ケトアシドーシス）、感染症、循環器疾患、脳血管障害、妊娠を合併した場合の出産、眼科における硝子体手術や白内障手術などです。

診診連携では、眼科が最も多いですが、その他消化器系の検査や婦人科、整形外科、小児科、認知症専門医院などです。

通院中の患者さんの現状（2018年6月末現在）

現在、1型糖尿病446名（男性170名、女性276名）4歳〜83歳、平均年齢40・2歳。

2型糖尿病1337名（男性863名、女性474名）13歳〜97歳、平均年齢66・1歳。

2型の治療は食事療法のみ15％、経口血糖降下剤65％、インスリン注射5％、経口血糖降下剤＋インスリン注射11％。1型糖尿病の治療はMDI（頻回注射）86％、インスリンポンプ12％（うちSAP 7％）で、患者さんのQOLに合わせて工夫しています。

［南昌江内科クリニック 通院中の患者さんの現状］

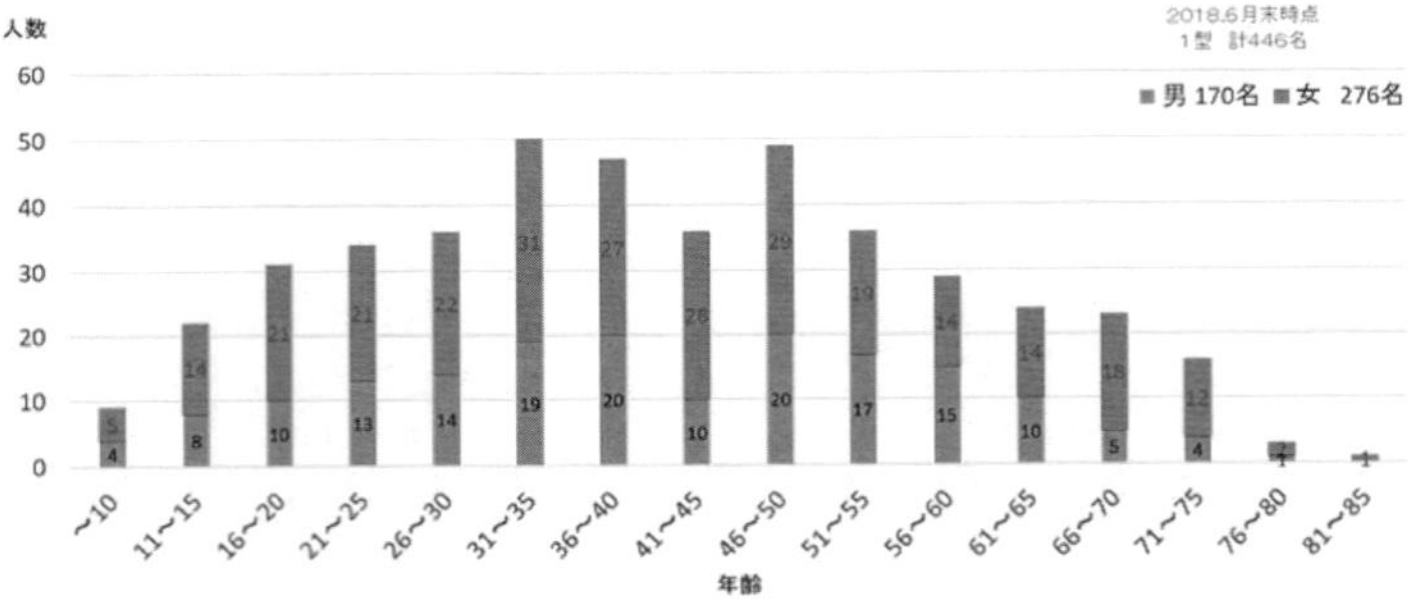

図１　１型糖尿病年齢分布

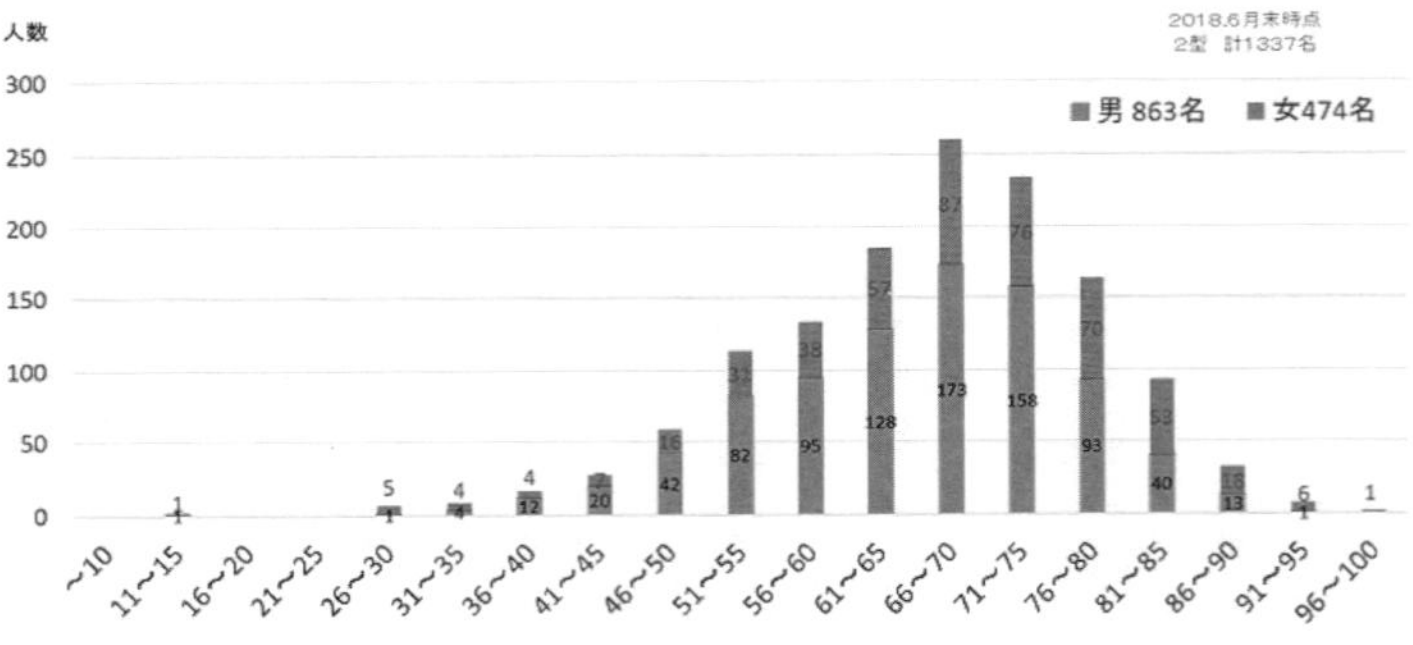

図２　２型糖尿病年齢分布

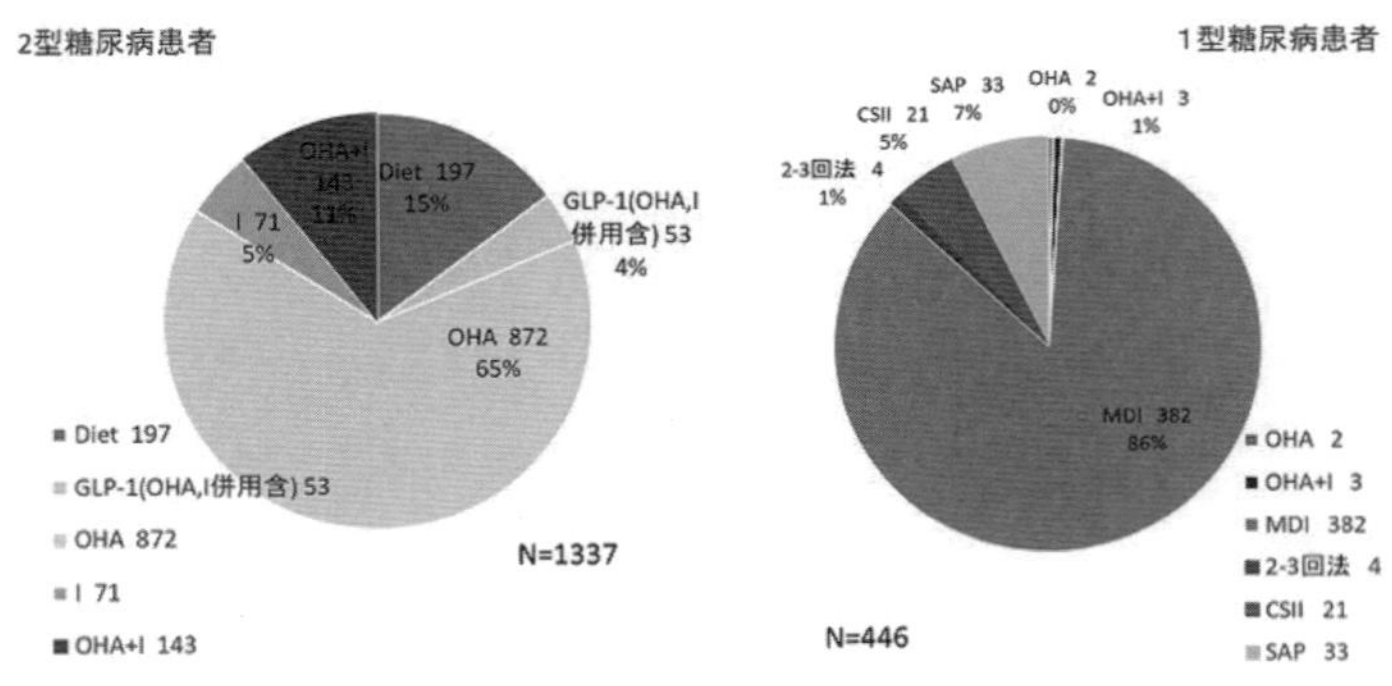

図３　治療別グラフ

チーム医療をめざす

現在は、医師（糖尿病専門医3名）、看護師5名（4名はCDEうち1名糖尿病認定看護師）、管理栄養士4名（4名CDE）、健康運動指導士2名（糖尿病療養指導士＝CDE1名）、医療事務4名の18名でチーム医療を行っています。

クリニックの診療方針を全員が理解し、方向性を統一します。

毎年、クリニックでの目標を私が掲げ、それに対してのアクションプランをそれぞれの部署で考え、ひとりひとりが行動目標を作り、毎月その結果や問題点を報告します（ポートフォリオ）。

また、週1回、昼休みに全員でカンファレンスを行っています。患者さんの症例検討や新しい薬や医療機器などの勉強会、患者会やセミナー、糖尿用教室の計画やその結果の報告、ときには患者さんからの要望やクレームなど問題点がある場合にはその解決方法など、さまざまな話題を全員で話し合う時間です。

症例検討では、一人の患者さんに対し、医師だけでなくそれぞれの専門職が患者さんのニーズに応じた指導を行い、スタッフ間での情報提供を行いながらチーム全体で患者さんが治療を継続できるように支援するための議論をします。もちろん、常に各スタッフ間での「報《ほう》（告）・連《れん》（絡）・相《そう》（談）」（報告・連絡・相談）も密に行っています。

医療の専門職でない受付スタッフも一緒に糖尿病の勉強をしますし、患者さんが安心して気持ちよくクリニックに通院していただくための工夫を行っています。とくに、クリニックに毎週飾るめずらしい季節の花の写真をホームページに掲載し、それを使ってクリニックオリジナルの花カレンダーや花しおりを作って、患者さんたちにはとても喜ばれています「南風通信」という毎月発刊する新聞作りも行っています。

また、月に1回は、「リーダー会議」を行います。スタッフのうち2名のリーダーと医師3名での会議です。

クリニックの運営や経営面でのこと、全体の問題点、また、スタッフが毎月提出するポートフォリオで問題点や要望がある場合は、その解決法を話し合います。

リーダーは、スタッフひとりひとりをしっかり把握し、うまく役割分担をし、全体の仕事がスムーズに運ぶよう、常に個人と全体を見ながらリーダーシップを発揮しています。

いまでは、スタッフ自らさまざまなアイデアを出して実行しています。とても頼りになる存在です。

この数年で、1型糖尿病治療、とくにインスリンポンプやSAP、持続皮下血糖モニターなどの医療機器が急速に進歩していますが、その導入、指導にはスタッフの力が欠かせません。

とくに外来でのインスリンポンプ導入をすることは、1型糖尿病の患者さんが多い当院での大事な使命であります。スタッフにはときに無理難題をお願いすることもありますが、その役割をチーム全体ではたしてくれています。

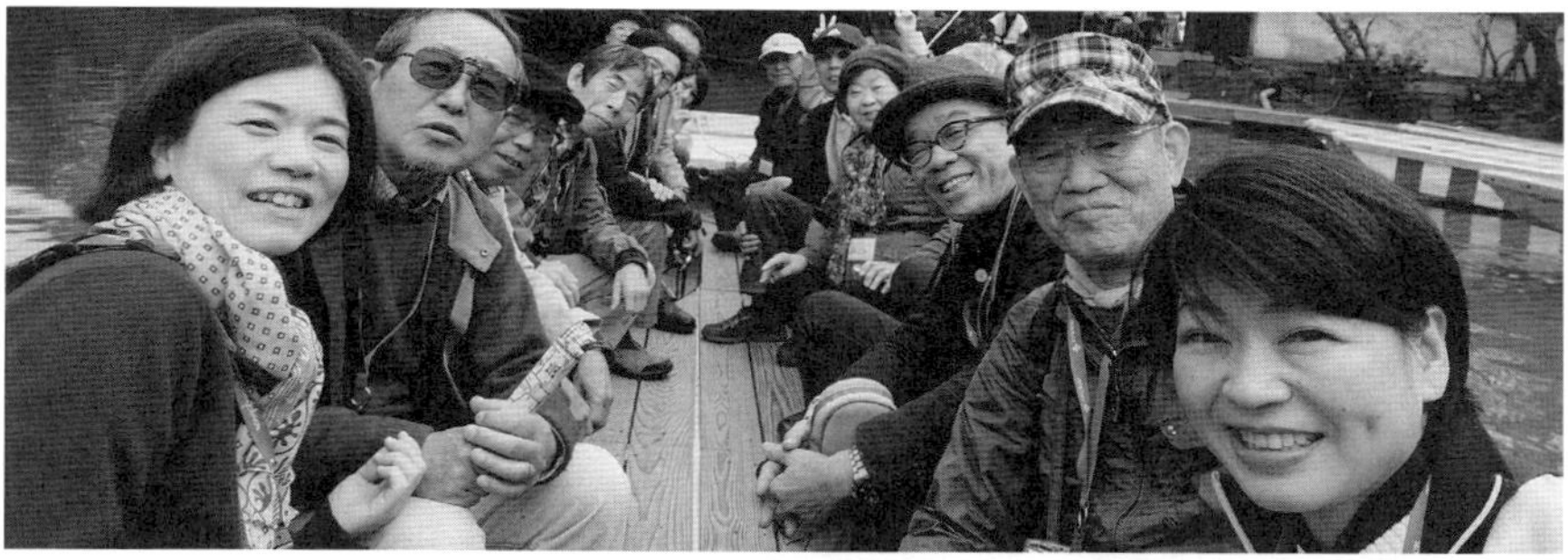

上）患者会バスハイク。福岡県柳川市にて（2017年4月）
右）患者会バスハイク。福岡県秋月市にて（2018年4月）

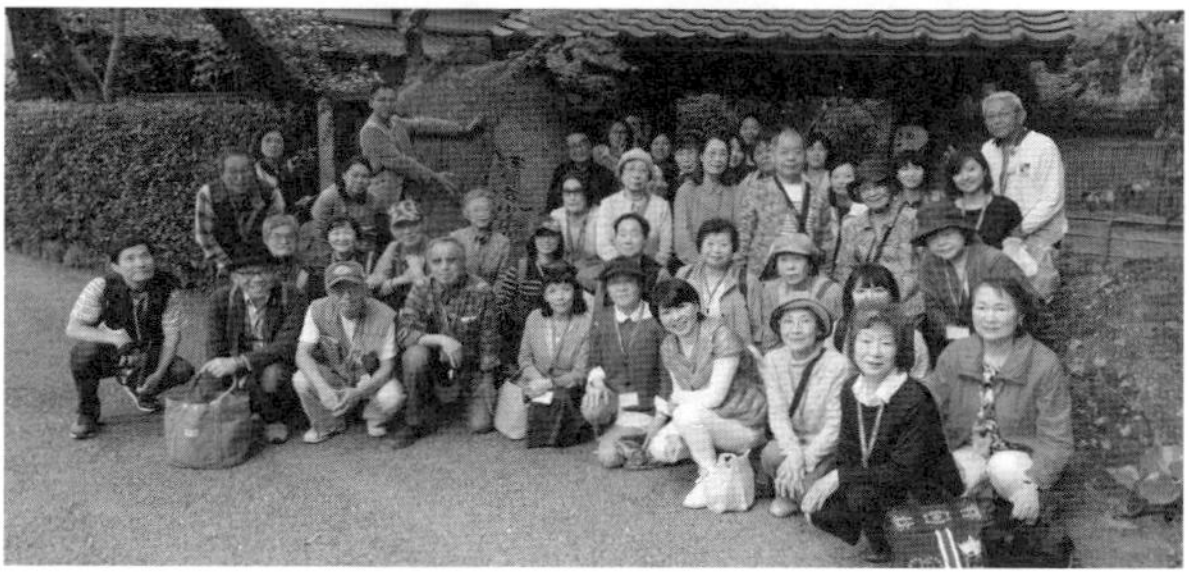

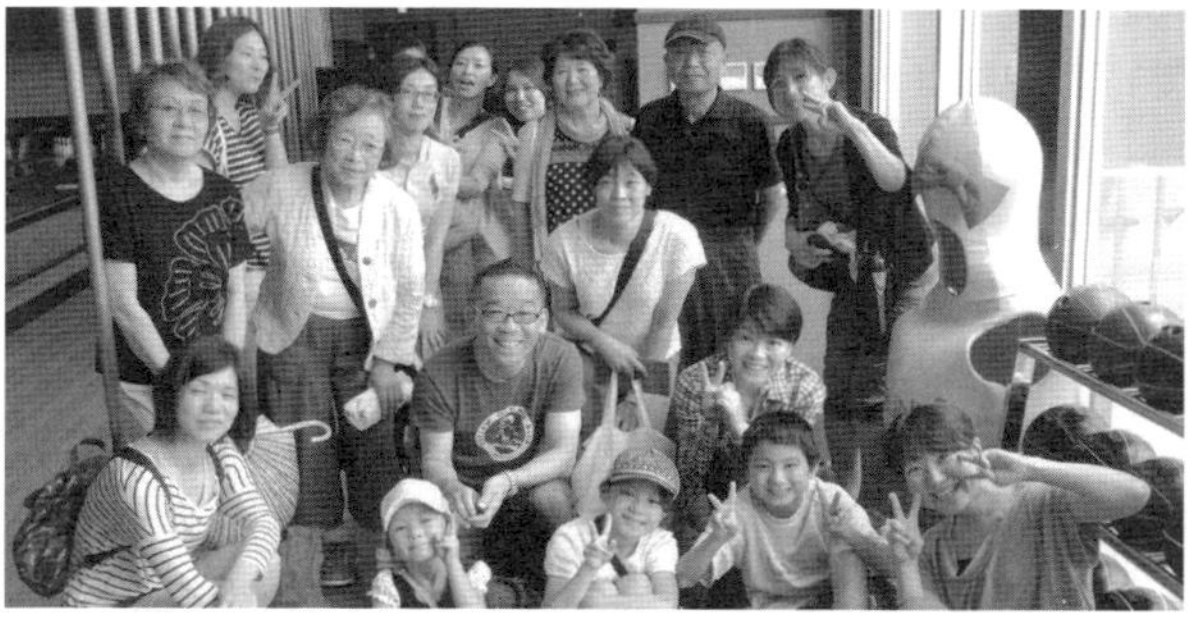

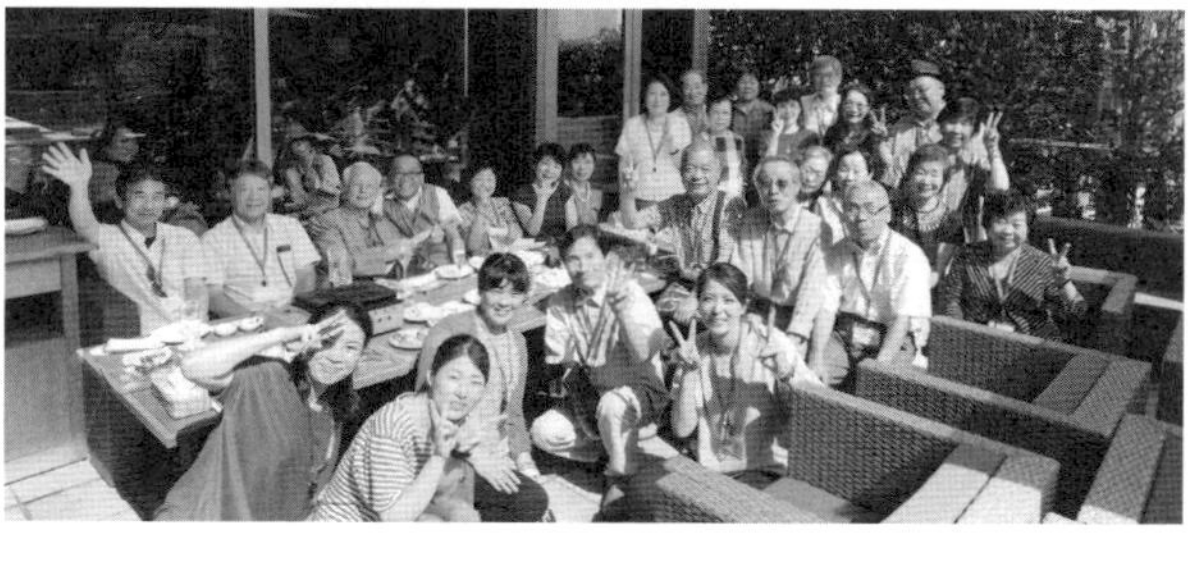

上）患者会ボウリング大会（2010年8月）
右）患者会バーベキュー（2017年9月）

貴重な経験（手痛い授業料）

敷金もどらず

新しいクリニックができあがり、毎日忙しい診療をしていました。

それまでに診療をしていたテナントの敷金が戻ってくる予定でしたが、オーナーの経営状態がよくなかったらしく、約束した日になってもまったく連絡がありませんでした。ようやく連絡が取れ、担当の会計士さんも含めて何度も話し合いをもち、弁護士さんにも相談しましたが、結局、先方が不渡りを出し、敷金は1円も戻ってこなくなりました。

裁判をするとしても、時間と労力とお金がかかるだけのようしたので、あきらめました。

契約段階で、父から「敷金を高く払う代わりに、毎月の家賃のランニングコストを安くしてほしい」と交渉してもらいましたが（7頁参照）、それが裏目に出る結果となりました。資金的に余裕がなければ、私も連鎖倒産するところでした。

頭金もどらず

開業して3年が経過したころ、クリニックの近くに自宅の引越しを考えました。

父が亡くなったあと、なんとなく運気を変えたいなあという程度で、特別に強い動機はありませんでした。マンションを購入しようと思い、タイミングよく気に入った物件があったので、営業の担当者から話を聞きました。

「ローンを組むときに病気であることは関係しますか?」と聞いたところ「問題ありません。大丈夫です」との返事でした。「人気の物件ですので、他の方が希望されて頭金を支払われますと、購入することができなくなりますので、早急に頭金を支払ってください」とせかされましたので、購入価格の5%の頭金を振り込みました。

その後の手続きで、住宅金融公庫のローンを組むに当たり、健康診断書が必要との連絡がありました。「おや?」と思ったのですが、すぐに、先輩の先生の医院を受診し、診断書を作成していただきました。当然のことながら、「14歳発症の1型糖尿病患者であり、インスリン加療中。ヘモグロビンA1c 6.8%合併症なし」という事実をきちんと記載していただきました。

数日後、担当者から、「インスリン加療中とのことで、住宅金融公庫の保険には入れませんでした」と連絡がありました。「保険に入れなくても、購入することはできますので問題ないですよ」と言われましたが、万が一私に何かあったら、家族に迷惑をかけることになるので、購入をあきらめました。すでに支払った頭金の返金を求めましたが、「一度お支払いいただいた頭金は、どのような理由であってもお戻しすることはできません。契約書にもそう書いてあります」の一点張りでした。

私は、「消費者センター」や「宅地建物取引士」などに相談に行きましたが、支払った頭金の返金は難しいとのことでした。

「糖尿病であっても大丈夫」と太鼓判を押されたので、頭金を支払ったわけです。その「大丈夫」が覆《くつがえ》ったわけですので、責任はその担当者にあると抗議をしました。結局、支払った金額の三分の一が戻ってきました。

大変高い授業料となりました。

保険の問題

患者さんからよく聞かれます。「糖尿病があると生命保険に加入できませんか？」

昔は、加入時に病気があると、生命保険には入れませんでした。

開業後に医師協同組合の「休業者保険」の申請をしましたが、「インスリン注射をしている」という理由で加入することができませんでした。開業医は自分が病気をして診療できなくなったら、休診にするか、他の医師に診療をお願いするかしかありません。このときのための「保険」に加入できないというのです。一番理解があっていいはずの医師の協同組合が、このような実態です。

糖尿病ではありますが、きちんとコントロールをしており、暴飲暴食、不摂生をすることもほとんどなく、幸い開業してからの20年間、体調不良などを理由に診療をお休みしたことは一度もありません。とても残念な現実です。

最近は、病気がある人でも加入できる保険も増えてきました。ただし、病気がない人よりも保険料は高く設定されています。ときどき、自分の病気を隠して加入される方がいらっしゃいますが、いざというときに「告知違反」ということで支給されないこともあります。保険料を支払った分だけ損をすることになりますので、ご注意ください。

忘れられない患者さん

その1　自宅で看取《みと》る

患者さんのなかには、いろいろなタイプの糖尿病の方がおられます。

ある日の夕方、高齢の気難しそうな男性の患者さん（Tさん）が、紹介状をお持ちになって受診されました。

2型糖尿病で内服の治療をしておられましたが、最近血糖値、ヘモグロビンA1cが急に高くなってきた、と紹介状に記されていました。問診による診察から、すぐにがんを疑い、腫瘍マーカー、CT検査（他の病院に依頼）をしました。予想通り、膵臓に数センチの腫瘍が見つかりました。血糖の悪化は、その腫瘍が原因でした。

数回の診察のなかで、Tさんは、以前、警察署長をしていたこと、暴走族を取り締まる部署にいたときは、彼らを更正させることにも心血をそそぎ、いまも自分を頼って相談にくることもある、などご自身の経験をいろいろとお話ししてくださいました。

私から「ご家族に病気のお話をいたしますので、次回は一緒に来院してください」とお願いすると、「よくない病気であれば、自分に正直に話をしてください」と言われました。

がんの告知については、いまの時代は患者さんに直接話をしますが（おそらく治療法がよくなり、予後も改善されてきたこともあると思います）、当時はまだ患者さんに直接告知することは少なかった時代でした。私はまずはご家族への説明を考えました。結局、Tさんには、「膵臓に腫瘍があって、そのため血糖値があがってきている。精密検査のために入院をしてください」とお伝えしました。Tさんは、「家族には伝えないでほしい。ある程度は自分でわかっていました。入院はしません。がんであっても治療もしません」と、かたくなに入院による精査や治療を拒否されました。

Tさんは、私の父とちょうど同年齢でした。父は大腸がんから肝臓に転移して手遅れとなり、治療法がない段階に至って亡くなったばかりでした。Tさんのことが、父と重なってみえました。

「いまだったら、手術や抗がん剤の治療で延命できると思います。入院による治療を受けてみませんか？」とさらに何度か説得したのですが、やはり考えは同じでした。ご本人の覚悟や人生観をお聞きしながら、今後の治療方法について一緒に考えるようにしました。

高血糖を抑制する治療については、インスリン治療を受け入れてくださったので、外来でのインスリン導入を始めました。膵臓の腫瘍に関しては、現状以上の検査や入院は拒否され、自分の足で通院できる間は私のクリニックで治療を続けたい、とおっしゃいました。

私は、Tさんの話をお聞きしながら、できるだけご本人の希望をかなえられるようにしたいと思いましたが、一つだけお願いをしました。

「今後の治療方針については、私から奥様に一度ご報告をさせてください。奥様が現在の病状をご理解され、Tさんのご意向も納得される必要はありますよ」

依然としてなかなか承諾していただけませんでしたが、数回の受診のあと、奥様だけになら話をしてもいいと言われ、電話で連絡をしました。

奥様からは「大変お世話になっております。とても頑固な主人ですから、自分の考えは、これからも曲げないと思います」とのことで、ご主人の希望をできるだけかなえる治療をすることを承諾されました。

外来での治療は「血糖はインスリンでコントロールできますので、一緒に取り組んでいきましょう。食事については、食欲があるときには、好きなものをしっかり召し上がってください」と説明し、インスリン量の調整をしました。

いつも患者さんが少ない夕方の時間帯に来られるので、受診されたときはゆっくり話をすることができました。当初はそれほど症状もありませんでしたが、だんだん食欲が低下し、体重も減って、少しずつ黄疸《おうだん》が出てきました。そんなとき、「先生のようなお医者さんに、最後にめぐり会えてよかったです」と言われました。すでに自分の余命を実感し、覚悟されていたのだと思います。

私は、「ありがとうございます。最期までしっかり診させていただきますよ」と約束をしました。

半年ほどは通院されていましたが、だんだん自分の足で来院できなくなってきました。

Tさんは最後まで「入院はしない。自宅で死にたい」と私に話されていました。ご家族とも相談のうえ、訪問看護と私の往診で診療を続けることにしました。ほとんど物がのどを通らない状態でしたので、往診のときは栄養を補給するためアルブミンの点滴を持っていきました。点滴をしている数十分の間、Tさんと奥様といろいろな話をしました。現役で仕事をされていたときの表彰状なども見せていただきました。

全身の黄疸《おうだん》が進行し、尿の量も少なくなってきましたので、息子さんたちにも連絡をしておいたほうがいいでしょう、と奥様に話をしました。

その日の深夜、訪問看護師から電話があり、タール便が大量に出て、肩呼吸の状態であるとの報告を受けました。私がTさんのところに急いでうかがってまもなく、本当にろうそくの火が消えるように静かに息を引き取られました。真冬のとても寒い日の明け方でした。

奥様から、「主人のわがままを最期まで受け止めてくださって、本当にありがとうございました。幸せだったと思います」とお言葉をいただきました。

病院に勤務していた時代にも、同じようにがんの患者さんの担当医となって診察をさせていただきましたが、ご自宅での「看取り」を経験させていただいたのは、Tさんが初めてでした。

その数か月前に亡くなった父が、亡くなる前日に病院で、私に「家に帰らせてくれ」と頼んだことを思い出していました。その父の願いを、私は、叶えてあげることができませんでした。その無念な気持ちをTさんと重ねあわせ、Tさんご自身が一番望まれるように、旅立ちを見守っていました。

その2　最期まで自分の力で

福岡赤十字病院の頃から通院されていた患者さん、劇症発症1型糖尿病の男性（Nさん）です。発症当初からずっと診させていただいており、私が開業するとすぐにクリニックに来てくださいました。ブリットルタイプ（Brittle Type＝不安定型）の糖尿病で、血糖コントロールがとても難しい患者さんでした。血糖値をこまめに測りながら、頻回のインスリン注射でコントロールされていました。十五年通院されていたのですが、ご両親の介護のため鹿児島に帰ることになり、その後は鹿児島の医院で治療を受けておられました。

2年ほど経って、ご本人から電話があり、「肝臓に腫瘍ができたので、福岡の病院で詳しく検査して治療をしたいと思っています。糖尿病はまた先生にお世話になります」との連絡でした。

福岡の病院で精密検査の結果、肝臓がんと診断され治療を開始することになりました。鹿児島での生活や、肝臓がんが見つかっていろいろな病院を受診したこと、治療法に悩んでいることなどを話されました。そして、何回かの入院の際に、「抗がん剤を使うとさらに血糖が乱れるんです。400㎎／dℓとか500㎎／dℓとかになって自分では調整できない」と言われました。

血糖コントロールがとても難しいタイプの糖尿病でしたので、以前からNさんにはインスリンポンプによる治療を勧めていました。しかし、積極的に検討してもらえませんでした。

その頃、SAP（Sensor Augumented Pump）というリアルタイムに皮下のグルコース値がわかる、センサー付きのインスリンポンプが使用できるようになっていました。

無自覚性低血糖という、低血糖が自覚しにくく、予測できない血糖変動をする患者さんには、SAPによる治療が最も適していました。Nさんにその治療の話をすると、「ぜひ使ってみたい」とのことでしたので、早速外来でインスリンポンプを導入し、1か月後にSAP治療を開始しました。

ところが、肝臓の治療で入院した病院から、「インスリンポンプを使える医師やスタッフがいません。ポンプはやめてインスリンペンの治療にもどしてください」と言われたのです。インスリンポンプによるコントロールが、ようやくできるようになっていた時期でしたので、ご本人も奥様も、「糖尿病の治療は、入院中もぜひインスリンポンプ治療を続けさせてほしい」と主治医にお願いをされました。結局、血糖コントロールに関しては、直接私に連絡をいただくことで、ようやく病院側の了解を得ることができました。

退院後、私の外来に来られたときに、「入院した病院では、先生や看護師さんにとって、ポンプ治療は大変勉強になったようです。私がいろいろと教えて差し上げました」と、Nさんも得意そうに笑顔で話されました。

「抗がん剤の治療中は食欲がなく、ほとんど食べられなかったり、ステロイドの点滴などもあり、本当に血糖コントロールが大変でした。南先生に基礎インスリンの設定をいくつか作っていただきましたので、自分で血糖を調整することができました。本当によかったです。これがあって安心しました」と、SAPでの治療にとても満足されていました。がんのコントロールはできなくても、血糖のコントロールは自分でできる、という自信と安心感があったようです。

1年ほど入退院を繰り返され、だんだん抗がん剤治療が効かなくなっていきました。

ときどき奥様から、「今回は退院できないかも知れません」と連絡がありました。また、娘さんの結婚式に参列することを目標にして、がんばって治療を受けておられることも知りました。娘さんの結婚式には、幸いなんとか車椅子で参列することができたそうですが、その後、急に病状が悪化し、お亡くなりになった、と奥様から連絡をいただきました。

数週間後、奥様がインスリンポンプなど、Nさんが治療で使用していたものを持ってこられました。

「がんの治療中も、ＳＡＰのおかげで先生のアドバイスをいただきながら、血糖コントロールは自分でしていました。食べることができなくなったときも、最後まで自分の力でインスリンポンプのボタンを押していました。立派だったと思います。それから、親戚に医師になったばかりの研修中の子がいます。彼女がお見舞いに来たときに､主人はずっと南先生の話をしていました。こんな先生になるんだよ、と。先生には大変長くお世話になって、主人はずっと先生のことを信頼していました。本当にありがとうございました」

私は、涙を抑えることができませんでした。Ｎさんが、最期まで自分の力で、ご自身でできることをまっとうされたことに感動しました。そして、Ｎさんとの数々の診察の場面を思い出し、言葉数が少なかったＮさんでしたが、そんなふうに思っていただいていたことをはじめて知り、感謝の涙がさらにあふれ出してきました。

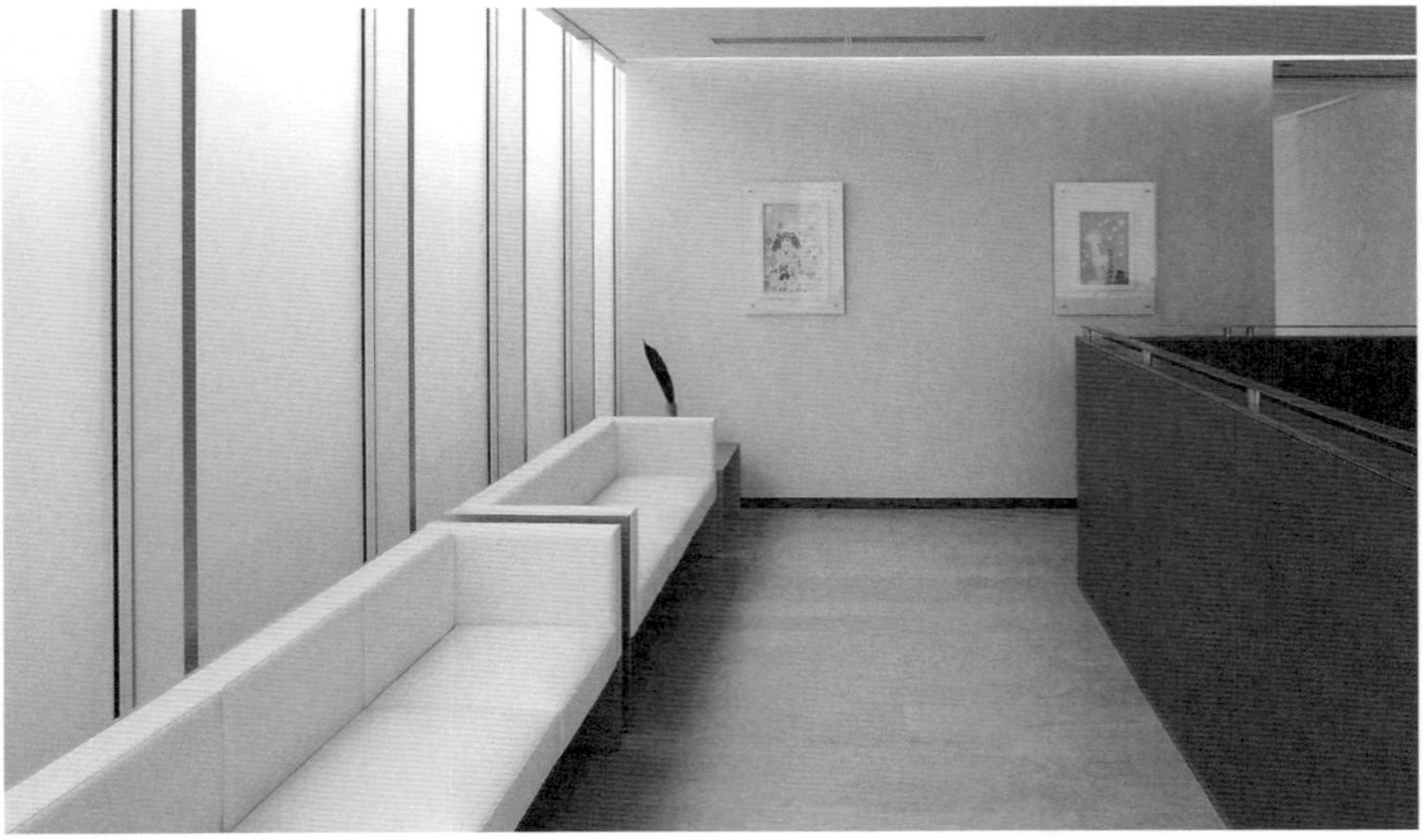

第2章●執筆・講演活動

南先生の1型糖尿病教室

本稿は、日本糖尿病協会九州連絡協議会発行の雑誌「弥生《やよい》」に２００７年（平成19年）１月号から２００８年（平成20年）６月号までの18回にわたって連載した原稿です。読者対象は糖尿病の患者さんとそのご家族です。執筆してすでに10年以上経っていますので、古くなっている内容もあります。一部改変しています。また84頁の「１型糖尿病医療の進歩と私の糖尿病治療の変遷」もご参照ください。

第1回　どうして私だけ？

今月からこのページを担当させていただくことになりました。はじめに少しだけ自己紹介。

私は14歳のときに１型糖尿病を発症し、30年が経ちました。現在は糖尿病専門医として、毎日多くの糖尿病の患者さんと接しています。私の患者としての経験と専門医としての経験から、１型糖尿病についてできるだけわかりやすく、そして１型糖尿病の方やご家族に、安心と勇気が与えられるような記事を書いていきたいと思っています。

皆さんは１型糖尿病を発症したときに、「どうして私だけがこんな病気になったの?」と納得いかない思いをされたことと思います。決して食べ過ぎてもいないし、太ってもいない、好き嫌いもない、運動も大好きで、家族にも親戚にも糖尿病の人は誰一人いない。なのになぜ？　なぜ？……考えても考えても答えは出てきませんね。

２型糖尿病と違って、１型糖尿病は１年間に10万人あたり1.5人～２人の方が発症される、わが国では大変まれな疾患です。原因はまだ良くわかっていない部分が多いのです。ウィルスや細菌から自分の体を守る仕組み（免疫反応）が、何かによってうまく働かなくなるのです。その結果、膵臓にあるβ細胞というインスリンを分泌する細胞が壊されて、インスリンが出なくなり、血糖値が上昇してしまうのです。インスリンは血糖値の上昇を抑えてくれるホルモンなのです。食べすぎや運動不足、肥満が引き金となって発症する2型糖尿病とは、まったく違う原因で突然発症するわけです。

幼小児期から若年に比較的多く発症しますが、どの年代においても発症の可能性はあります。1型糖尿病を発症したのは、誰が悪いわけでも、何が悪かったわけでもないのです。「運が悪かった」と思うしかないのでしょうね。ただ、「治療できる病気」です。きちんと治療すれば、何でもできます。どんな職業にも就くことができますし(日本ではパイロット以外の仕事すべて)、女性は妊娠出産も可能です。実際、オリンピック選手や野球選手、女優、で活躍している1型糖尿病の方もおられます。

「どうして私だけ？」この答えのない迷路のなかを迷い続けるより、これから自分でできることをひとつずつ、こつこつやっていきましょう。自信がついてくると、いろんなことに少しずつチャレンジできるようになります。

糖尿病を持った人生を、きっとより楽しく生きていけるはずですよ。

第2回 Let's Challenge!

前回は「どうして私だけ？」というお話をしましたが、少し1型糖尿病のことを知ってみようという気持ちになりましたか？

この病気は、今の医学では一生涯インスリンとともに生活していかなければなりません。昔はいろいろなことが制限されていましたが、この20年くらいの間に、インスリン製剤や自己血糖測定の進歩で、インスリンを上手く生活に合わせることができれば、どんなことでもできるようになってきました。ただし、そのためには1型糖尿病という病気と、自分の体を良く知ることが大切です。今の生活にインスリンの種類や量、注射のタイミングが適しているのか？低血糖はどんなときに起こりやすいか？など自分の体をじっくり観察してみましょう。

そういう私も、発症したばかりの頃は、「私は糖尿病だから」ということを言い訳にして、いろいろなことから逃げていた時期がありました。クラス委員やお稽古事《けいこごと》はすべてやめてしまいましたが、大好きなバスケットだけは続けました。退院したばかりの頃は、以前のように元気に走れるのか不安でしたが、実際やってみると案外簡単にできました。もちろん運動前に血糖値を測ったり、必要に応じて補食を取りました。ひとつできるとそれが自信になってきます。

大学生のときは、バドミントンやスキーをしました。スキー場のペンションでアルバイトをしながらスキーをしたこともあります。仕事や食事の時間が不規則だったり大変なこともありましたが、良い経験になりました。アメリカでのホームステイの経験は、言葉や文化、食事の違いのなかで、自己管理することの難しさを勉強できました。

研修医の頃は、食事の時間も睡眠時間もすべて不規則で、ストレスも多かったです。血糖コントロールはお世辞にも良いとは言えませんでしたが、皆と同じように仕事をこなしていました。

最近はマラソンに凝《こ》って、先日もホノルルマラソン5回目の完走を果たしました。42.195㎞を走り続けることは、糖尿病を持っていない人でも大変なことだとは思いますが、血糖の管理を含めたトレーニングを重ねることによって、夢が実現できるのです。

病気を理由にすれば、家族や周りの人たちは優しくしてくれますが、それに甘んじていてはなにもできない自分になってしまいます。経験は人を強くしてくれます。勇気を持って前に進むかどうか、あなた次第で自分の人生は変わってくるのです。

さあ、なにかにチャレンジしてみませんか？

第3回　1型糖尿病の歴史

インスリンを使わなくても生存できる2型糖尿病と違って、1型糖尿病は生きていくためには必ずインスリンが必要です。インスリンの発見がなければ、私たち1型糖尿病の人は、今現在生存できていません。

今回は、インスリンが発見されてからの歴史について、振り返ってみたいと思います。

１９２１年トロントでバンティング（Banting）とベスト（Best）によってインスリンが発見され、翌年から使用されています。１９２５年にはアメリカで小児糖尿病サマーキャンプが開催されました。わが国では１９６３年に東京で、１９６９年に福岡、熊本で開催され、現在では全国47か所で行われています（注：２０１８年現在は50か所）。

１９７４年、小児糖尿病は「小児慢性特定疾患」に指定され、18歳までは治療に関する費用は公費となりました。現在では20歳まで、一部患者さん負担に変わっています。

１９７６年頃、インスリンの注射器がガラスのシリンジから、使い捨て注射器と針に変わりました。

１９７９年、HbＡ１ｃ（ヘモグロビンＡ１ｃ）の測定が可能となりました。インスリンの発見から60年遅れて、わが国では１９８１年にようやく「インスリン自己注射」が公認され、保険適応となり、この頃から「血糖自己測定」が普及し始めます。

１９８２年には、ペン型インスリン注射器が使われるようになり、１９８６年「血糖自己測定」が保険適応となり、広く普及しはじめました。またこの頃「ヒトインスリン」が開発されました。

１９９３年、アメリカで行われたＤＣＣＴ(注)という大規模臨床試験の結果が発表され、強化インスリン療法が推奨されました。

１９９１年12月、わが国で初めて膵腎同時移植が成功しました。

２００１年にはインスリンアナログが開発され、超速効型インスリン（ヒューマログ®、ノボラピッド®）の使用が始まり、ついで２００３年には持効型溶解インスリン（ランタス®）、２０１３年にはトレシーバ®と相次いで新しいインスリンが開発されました。

インスリンポンプは２０００年ごろから徐々に改良され、２０１５年にはリアルタイムＣＧＭ付きのＳＡＰ（Sensor Augumented Pump）が使用されるようになり、少しずつ広まっていきます。

また、１９７０年代に開発された「血糖自己測定器」も急速に広まり、より正確で簡便なものに変わっていきました。２００９年には、持続皮下血糖モニターが承認され、２０１５年にはリアルタイムで皮下のグルコース濃度がわかるＦＧＭが保険適用になりました。

こうしてインスリン製剤や医療器具の進歩により治療法の選択肢が増え、一人一人の患者さんの生活パターンに合わせた治療が可能となり、患者さんのＱＯＬ（生活の質）がより一層充実したものになってきました。

このように、この数十年で、糖尿病とそれを取り巻く社会環境は急速に進歩してきています。私たちはこの時代に1型糖尿病を発症し、まさに医療の進歩とともに歩んでいます。私が、現在糖尿病のある人生を満喫《まんきつ》できているのは、この時代の医学の恩恵と糖尿病医療に情熱を注いでこられた先生方のおかげだと感謝しています。

次回は、インスリンの使い方についてお話します。

(注) ＤＣＣＴ Diabetes Control and Complications Trialの略。1型糖尿病を対象に、主として細小血管合併症について、アメリカで行われた大規模調査です。この調査によって「糖尿病の合併症は、より良い血糖コントロールによって抑えられる」という、いまでは当たり前のことがはじめて科学的に確かめられたのです。糖尿病の三大合併症である神経障害、網膜症、腎症は、血糖コントロールによって発症を抑えることが明らかになりました。一方で、血糖コントロールをしすぎて、低血糖になってしまう、この対策も大切になってきたのです。

第4回 インスリンの使い方 基礎編1（基礎インスリン）

前回は、1型糖尿病の歴史についてお話しました。この数十年で、1型糖尿病を取り巻く環境も医療もずいぶん進歩してきました。しかし、どんなに良いインスリンができても、血糖測定器が便利になっても、それらを上手く使いこなすことができなければ、よい血糖コントロールをすることはできません。今回から3回にわたって、インスリンの使い方を説明します。自分の生活に上手くインスリンを合わせて使うことができれば、今よりもっとコントロールとＱＯＬは良くなることでしょう。そのためにはまずインスリンの特徴を良く知ることから始まります。

膵臓にあるβ細胞から分泌されるインスリンは、24時間にわたって分泌される「基礎分泌」と、食事をするとすばやく分泌される、「追加分泌」があります。この双方のインスリンの十分な補充が血糖コントロールの鍵となります。

今回は、基礎分泌の役割をする「基礎インスリン」について説明します。

人間の体から分泌されるホルモンのなかで、インスリン以外の多くのホルモンは、血糖を上げる働きをします（インスリン拮抗ホルモンといいます）。いずれのホルモンも常に分泌されて一定の血糖値を保っていますが、1型糖尿病ではインスリンだけが分泌されていません。

朝食抜きで病院に行って血糖値を測ったら、自宅で測ったときよりも高かった、という経験はありませんか？朝寝坊して遅く起きたら、いつもより血糖値が高かった、という経験はありませんか？いずれも基礎インスリンの効果が減弱したか、インスリン拮抗ホルモンの影響です。

また、風邪をひいて熱が出て食欲がなく、食事も取れないのに血糖値が上がったという経験をお持ちの方も多いと思います。このようなときには、インスリン拮抗ホルモンやサイトカインが分泌され血糖値が上昇します。女性では、性周期の後半（生理の前1週間くらい）から、女性ホルモンの上昇でインスリンが効きにくくなり、血糖値が上がりやすくなります。成長ホルモンの分泌が多い成長期には、特に夜間から早朝にかけて血糖が上がりやすくなります。このような時期には、基礎インスリンを増量する必要があります。

基礎インスリンは、現在は持効型溶解インスリン「ランタス®」と、中間型インスリン「NPH（N）」があります。近々「レベミル®」が発売されます。

効果持続時間は、ランタス®では20～24時間、NPHは8～24時間、効果のピークはランタスでは5～20時間、NPHは4～12時間と言われていますので、ランタスは1日1～2回、NPHは1日1～3回必要ですが、個人差が大きいためご自分の作用時間をよく観察したうえで、現在の回数、量が適切かどうかを検討してみてください。

（注）その後、レベミル®、トレシーバ®、ランタスXR®が発売されました。効果持続時間は、24時間以上、ランタスXR®は約24時間と言われています。効果のピークは、レベミル®は3～14時間、トレシーバ®、ランタスXR®は明かなピークはないと言われています。

第5回　インスリンの使い方　基礎編2（追加インスリン）

前回は「基礎インスリン」についてお話しましたが、ご自分の適切な基礎インスリン処方は見つけられましたか？　今回は「追加インスリン」についてお話しします。

食物の血糖の上がりやすさや吸収の速度はさまざまであり、糖尿病でない人は食べた食材に応じて膵臓から適切な量のインスリンが適切なタイミングで分泌され、血糖値が一定に維持されます。この役割が「追加インスリン」です。それを皮下注射という方法で補うので、インスリンの種類と量は、そのときに食べた物や量によって調整する必要があります。

追加インスリンには、速効型のレギュラーインスリン（R）と超速効型のヒューマログ®、ノボラピッド®があります（注：2018年現在はアピドラ®も加わりました）。Rの作用発現時間は30分、作用のピーク時間は1～3時間、持続時間は6～8時間です。食事の30分前に注射しなければいけないこと、食後の血糖値が十分に抑えられないにもかかわらず、次の食事の前に低血糖が起こりやすいなどの欠点があります。これらの問題点を解決して、２００１年にアナログインスリンである超速効型インスリン（ヒューマログ®）が発売されました。超速効型インスリンの作用発現時間は10～20分、作用のピーク時間は1～3時間、持続時間は3～5時間です。食事の直前に注射できる、食直後に食べた量に応じて注射できる、食後の血糖値が抑えられるなどの利点がありますが、作用持続時間が短いため、基礎インスリンが切れないように工夫が必要になります。

食後の血糖上昇を抑える効果は、超速効型のほうが強いので、早く吸収される食物を食べるとき（炭水化物が多いとき）や、早食いの人には超速効型のほうが適していますが、ゆっくり吸収される食物を食べるときや、食べる速度が遅いときには、Rのほうが適しています。できる方は食事に応じて使い分けてみても良いと思います。超速効型の場合は、食前の血糖値と食後2～3時間の血糖値が同じくらいになるよう、速効型の場合は、食前と次の食事の前の血糖値が同じくらいになるようにインスリン量を調整します。

三度の食事以外に、おやつを食べるときにも超速効型は便利です。食物に応じて少量のインスリンをすることで、おやつを食べても血糖値のコントロールが可能です。ただしおやつの取りすぎは血糖コントロールを乱し、肥満の原因にもなりますので注意してください。

その他、血糖値が予想以上に高くなったときに、超速効型インスリンを少量追加注射して下げることができます。失敗してもすぐに修正が効くという便利なインスリンです。

次回は少しレベルアップして、Rや超速効型インスリンの調整についてお話しします。

第6回　インスリンの使い方　応用編

前回までの基礎編で、ご自分の基礎インスリンと追加インスリンの適量は見つかりましたか？今回は追加インスリンの調整の仕方を説明します。上手く調整できれば、生活の質や食事の幅が広がってくることと思います。

まず、追加インスリン1単位で、自分の血糖値がどれくらい下がるかを知りましょう。人それぞれインスリンの効き（感受性）は違うため、同じ単位でも血糖の下がり方は違ってきます。カーボカウントによる計算式（１７００～１８００／１日総インスリン量）を利用します。

たとえば、1日の総インスリン量が50単位の人は、レギュラーインスリン1単位で血糖約30㎎／dL下がります。同じように超速効型の場合は約36㎎／dL下がります。例を挙げてみましょう。レギュラーインスリンを使用している方が、朝食前の血糖値が２００㎎／dLといつもより高かったとします。これからいつもの量の朝食を摂り、昼食前の目標血糖値を１００～１１０㎎／dLとするなら、通常の朝食前のインスリンにレギュラーインスリン3単位を追加すればよいことになります。計算式：(200－100)÷30＝3.3

インスリン感受性は同じ人でも朝と夜、また体の状態によって変わりますので、この計算式はあくまでも目安として利用するとよいでしょう。

次に、血糖値以外にどんな時にインスリンを調整すればよいのでしょう？日々の生活で血糖値に最も影響するのは食事と身体活動量です。これらの変化と共にインスリンを調整しましょう。4、5月号と今月号の「カーボカウンティング」を参考にしてください。また、Glycemic Index（血糖上昇指数）を知れば、血糖値が速くあがるものを食べる時は超速効型を、ゆっくり時間をかけて食べたり、血糖値の上がり方が遅いのものを食べる時にはレギュラーインスリンをという使い分けもできると思います。ただし、インスリンだけに頼って食べすぎてしまうと肥満をきたしますので十分注意してください。反対に運動は血糖値を下げます。一般的には運動時、運動後にはインスリンを10～15％減量しますが、補食が必要な場合も多いです。運動量や持続時間によって違いますし、個人差が大きいので、血糖測定をしながら調整が必要です。

現在のインスリン製剤には、他に超速効型と中間型、速効型と中間型がミックスされたインスリンがあります。生活に応じて細かく調整する場合は使いにくいですが、インスリンの回数は少なくなるという利点はあります。

日々変化する生活に上手くインスリンを調整して、楽しい人生を送ってください。

第7回　小児糖尿病サマーキャンプ

子どもたちにとっては、そろそろ待ちに待った夏休み。サマーキャンプのシーズンがやってきました。今回は、小児糖尿病サマーキャンプの紹介です。

小児糖尿病サマーキャンプは、1963年に日本で初めて開催され、現在では全国47か所で開催されています。九州・沖縄でも各県で行われています。それぞれのキャンプでその目的は少し異なりますが、糖尿病をコントロールするために必要なことを学ぶ場でもあり、山登りや、ハイキング、キャンプファイヤーなどのレクリエーションを通じて友だちを作る場でもあります。

第1回目にも書きましたが、私は14歳の夏の終わりに糖尿病を発症し、翌年の夏のサマーキャンプに参加しないかと主治医から随分勧められていました。でも、そのときの私は、「どうして私だけがこの病気になったの？」と糖尿病を受け入れられていませんでした。「学校で友だちがいるから、わざわざそんなところに行かなくてもいい」と、キャンプに参加したくありませんでした。いま考えると、同じ病気の人たちのなかに入っていく勇気がなかったのだと思います。高校生になって、半ば強制的に主治医からキャンプに参加するように言われて、渋々参加しました。するとそこには、いままで知らなかった世界があったのです。私よりもずっと小さな子どもたちが元気にはしゃいでいました。小さな手で細い足に必死でインスリン注射をしていました。そこには、底抜けに明るい子どもたち、ヘルパーさん、そして病院とはまったく違った姿のドクターがいました。昼間は楽しい行事が目白押しでしたが、夜になるとグループで自分たちの悩みを話し合いました。同じ病気の仲間だからこそ打ち明けられる、わかり合える、そして励まし合えたのだと思います。楽しくもあり辛くもあり、とても考えさせられる体験でした。サマーキャンプに参加したことで、自分自身を見つめることができ、「糖尿病を持つ人生」を受け入れられるようになったのだと思います。

いまでも福岡で、8日間のサマーキャンプに毎年参加しています。子どもたちと一緒に遊んで、勉強して、お風呂に入って、お話して。そんななかで、子供たちが心も体も年々着実に成長していく姿を見るのがとても楽しみです。

さあ、迷っているあなたも、ぜひサマーキャンプの世界に飛び込んでみませんか？

第8回 1型糖尿病に食事療法は必要か？

近年のインスリン製剤、注射器具、SMBGのめざましい進歩により、1型糖尿病では、自由な食事を行っても、それにあわせたインスリン療法を行えば血糖コントロールは可能になってきました。実際、イギリスのDAFNE1）（Dose Adjustment for Normal Eating）の成果は、「食べ物の炭水化物の含有量にインスリンの量を合わせれば、好きなものを食べたいときに食べて、HbA1cも下がりQOLが改善した。」という報告でした。4月号から6月号の「インスリンの使い方」をマスターすれば、皆さんも好きなものを食べても血糖のコントロールはある程度できるのではないでしょうか？はたして1型糖尿病に食事療法は必要でしょうか？

現代の食生活の実態調査では、朝食の欠食や昼食で外食が多く、若年者、成人だけではなく、子どもたちも塾などで夕食の時間が遅くなっています。内容的にもファーストフードなど高カロリー、高脂肪で、野菜が少なく栄養が偏りがちな料理が多くなっています。

このような食生活に、インスリンを合わせると、どのようになるでしょうか？高脂肪、高カロリーの食事と運動不足によってインスリン抵抗性が引き起こされ、インスリンの必要量も増加します。食事に見合うだけのインスリンをタイミング良く投与すれば、血糖は良好にコントロールされますが、同時に体重も増加します。

次第にインスリン抵抗性が増大し（インスリンが効きにくくなり）、さらにインスリン量が増加し、この悪循環が続くと将来大血管障害を引き起こす危険性が高くなってきます。1型糖尿病は、もともとインスリン抵抗性がなく肥満もないことが多いのですが、子どもや若年層で2型糖尿病が増加している現代社会において、自由に食事を摂取すれば、肥満1型糖尿病＝2重糖尿病という問題にもなりかねません。実際、アメリカではそのような患者の増加を警告しています。

以上のことより1型糖尿病にも食事療法は必要であり、その目的は安定した血糖コントロール、健康的な心身の成長、肥満の防止、大血管障害の予防、インスリン抵抗性発症の予防です。皆さんも、いま一度ご自身の食生活を振り返ってみてください。

次回は1型糖尿病の食事療法のポイントについてです。

第9回 食事療法のポイント1

前回のお話で、1型糖尿病にも食事療法は必要な理由がわかっていただけたと思います。そのポイントは、①栄養所要量、②カーボカウンティング、③グリセミックインデックス（血糖上昇指数）、④アルコール、⑤補食の取り方です。今回は①、④についてのお話です。

①適切な栄養所要量

幼小児期～思春期の場合、心身の成長、発達を重要視します。過度に厳格な食事療法は、患者さんだけでなく、母親にも精神的負担を与え、患者の食行動を悪化させてかえって血糖コントロールは悪化します。肥満していない同年代の子どもや兄弟と同じ食事やおやつでかまいません。

栄養素の配分は総エネルギーに対し、糖質50～55％、たんぱく質20％前後、脂質は思春期までは25～30％、思春期以降は20～25％を目安とします。食事バランスガイドや『食品交換表』を利用します。

適正体重が維持できる栄養所要量の簡単な計算式です。

思春期まで＝1000＋（100×年齢）kcal

思春期以降＝標準体重×（25～35）kcal

②カーボカウンティング　Carbohydrate Counting

③Glycemic Index（GI）血糖上昇指数

④アルコール

アルコールは栄養素はありませんが、1gあたり7キロカロリーと高カロリーであり、食欲増進による食べ過ぎ、ながら食いで高血糖や肥満をきたしやすい飲み物です。また、過量の飲酒は中性脂肪、尿酸の増加、肝機能障害も引き起こします。

また、飲酒の際に炭水化物を摂取しないと低血糖をきたしやすいため、炭水化物を一緒にとるようにしましょう。遷延性の低血糖にも注意しましょう。

以上をふまえたうえで、適量ならば問題ないと思われます。血糖コントロールを乱さない適量とは、おおむねアルコール25g、または2単位（160キロカロリー）以内、具体的には缶ビール（350mL）1本以内、日本酒1合弱程度です。

適量内の飲酒時のインスリン量は、食事の内容、食事にかける時間などで異なりますが、原則増減の必要はありません。注意するのは、飲酒時のインスリン注射と炭水化物を摂取するタイミングです。会食や鍋物など最後に炭水化物を摂取する場合は、その直前、または食直後にインスリンをして低血糖を防ぐよう心がけてください。超速効型のインスリンであれば、2回に分けて注射するという方法もあります。
次回は補食の取り方についてです。

第10回 食事療法のポイント2（補食のとりかた）

1型糖尿病をコントロールするうえで、補食は大切です。いろいろな種類のインスリンが開発されて、以前より低血糖は起こしにくくなっていますが、それでも低血糖は完全には防げません。低血糖時に食べ過ぎて後から高血糖になったり、低血糖を予防しようとして食べ過ぎたりした経験は多いと思います。今回はそんな補食のとりかたのちょっとした工夫をお話しましょう。

①低血糖時

症状が軽く、次の食事までの時間が長いときは、ビスケットやクラッカーなどの炭水化物を1～2単位摂取します。次の食事までの時間が短い時はブドウ糖や砂糖などを0.5～1単位程度摂取します。低血糖の交感神経症状（冷汗、動悸、ふるえなど）が出現したときは、ブドウ糖や砂糖をすばやく摂取し、食事までの時間が長いときは、ビスケットやクラッカーを1単位程度追加摂取します。低血糖の症状が出た時に、ここぞとばかりチョコレートやケーキなどを食べると、すぐには血糖が上がらず後からドーンと高くなります。低血糖の症状は、血糖値を上げるホルモン（インスリン拮抗ホルモン）が出ている証拠なので、血糖は上がってきます。糖分の摂取は必要ですが、とりすぎには注意しましょう。

②血糖コントロールのための間食

インスリン注射を工夫しても、やはり3回の食事では理想的な血糖コントロールが困難な場合、とくに乳幼児～思春期では必要に応じておやつや夜食を摂取します。乳幼児では1回の摂取量が少ないので、1日2～3回の間食が必要です。この場合、ジュースなどではなく、ビスケット、クラッカー、乳製品などの食品が望ましいです。低血糖を防ぐための間食です。

③運動中、運動後の補食

運動時には、インスリンの作用が増強するので、低血糖を起こしやすくなります。運動中は、吸収のよい、水分を含む糖質の補給を少量ずつ行います。運動後は夜間にも低血糖をきたし易くなるので、予防として眠前に1～2単位のパン、クラッカー、乳製品などを摂取します。

3回にわたって食事療法のお話をしましたが、コツがわかっていただけましたか？

1型糖尿病は、厳しい食事制限は必要ありませんが、血糖値や体重、脂質をコントロールするために少し意識してみてください。一番大切なのは、食事を楽しむことです。ちなみに私はアルコールも甘いものも美味しい料理も大好きです。

第11回　SMBG（血糖自己測定）の歴史とその意義

今回はSMBG（血糖自己測定）についてのお話です。

いまではインスリン注射をしている皆さんは、当たり前のように簡単にSMBGをしていますが、これも医療器械の進歩と熱意を注がれた先生方、メーカーのご尽力のおかげなのです。SMBGの歴史はまだ30年ほどで、インスリン発見から50年ほどあとになってからです。

1970年代にデキストロメータという機械が登場しました。これは電源が必要、アナログ表示で1

kg以上もある弁当箱くらいの大きさのものでした。血液量も多く、時間もかかり大変面倒でした。当時は保険も利きませんでしたから、自費で12万円以上して購入しなければいけませんでした。

１９７８年（昭和53年）にわが国の池田義雄先生（元東京慈恵医科大学教授）を始め、欧米諸国からその効果の論文が発表され、１９８６年にインスリン使用中の患者さんに血糖自己測定が保険適応となり、これを契機にＳＭＢＧが広く利用されるようになりました。１９９０年代に入り血糖自己測定器はどんどんコンパクトになり、それ以降さまざまな改良がなされました。現在では、十数種の測定器があり、血液量も0.3～４μLとごくわずかで、測定時間も5～30秒と非常に便利になってきました。いつでも、どこでも、簡単に測定できるようになり、血糖を管理するうえで重要なツールとなっています。

私は高校生の頃、両親から十数万円もするデキスターを買ってもらいましたが、何度測っても高い数値が出るばかりで、そのうちイヤになって高価な機械はしばらく眠っていました。主治医からは「宝の持ち腐れ」と言われていました。

当時の私は、血糖値を測る意味も、利用の仕方もまったくわかっていなかったのです。インスリン注射は、指示された量を1日2回していた頃でした。

18歳で一人暮らしを始め、ようやく少し血糖値を測定するようになりました。すると昼から夜にかけて高血糖になることに気づき、自分で考えて昼に速効型インスリンを追加注射しました。その結果ＨｂＡ１ｃ値も下がってコントロールがよくなり、自分で考えてＳＭＢＧやインスリン注射を行うことを学びました。自分でインスリンや食事を調整できるようになると、いろんなことにチャレンジできるようになり、次第にＱＯＬ（生活の質）が向上してきました。

1型糖尿病の治療において、SMBGはインスリンと違って欠かせないものではありませんが、上手く利用することで、血糖コントロールの改善とQOLが広がってくるのです。

次回は、SMBGのメリット、デメリットについてお話しします。

第12回 SMBG（血糖自己測定）のメリットとデメリット

前回は、SMBGの歴史のお話をしましたが、この30年で大変進歩したSMBGの機械を、上手く利用しなければ、それこそ「宝の持ち腐れ」になってしまいます。逆に、「測れば良い」というものでもありません。

今回は、SMBGのメリットとデメリットについてお話しましょう。

SMBGのメリットとして、リアルタイムで簡単に血糖値がわかることや、生活パターンに応じた変化が自分でわかることが挙げられます。しかし測定するだけでなく、なぜその血糖値なのか？これから血糖値はどう変化するのか？と考え、「血糖値を読む」作業が必要です。血糖値を読み、インスリン・食事・運動で調整し、自分で治療の主導権を持つことが、SMBGでは大変重要です。

一方SMBGのデメリットは、必要のないときに何度も測定してしまう血糖ノイローゼや、測定値に対する意識が足りないままの頻回測定が医療費のムダとなることでしょう。

患者さんが、誰のためになぜSMBGを行うのかを理解していなければ、SMBGはまったくムダです。また、SMBGは測定すればよいというものでもありません。時間帯における血糖値の意味を知り、必要なときに血糖値を測定すればよいのです。測定した血糖値はあくまで「結果」です。

その血糖値がなぜそうなったのか?これからどう変動するか?を予測し、次にどうすればよいかを考えてSMBGを生活に役立てる必要があります。そしてなぜその血糖値だったのか、次にどうしたのかが自分でわかるようにノートに記録しましょう。そのためには、血糖値だけを記入するのではなく、インスリン量や、低血糖の有無、イベント（外食、運動など）を記入すると理解しやすくなると思います。次にまた同じ状況になったときは、記録を見て前回と同じ行動をとればよいのです。そうやって血糖値を読む・考える習慣をつければ、だんだん血糖値を予測できるカンが身につき、測定回数が減ってもコントロールできるようになってきます。

次回は少し具合的に、SMBGの有効に利用するためのお話をします。

第13回 SMBG（血糖自己測定）を有効に利用するために

前回までのお話で、SMBGはあくまでも血糖コントロールを良くする手段であるため、意味のある測定を行うことが大切だということがわかっていただけたと思います。今回は有効に利用するためのお話です。

血糖測定は必要な時に行えばよいのですが、はじめての場合は、1日2~3回が適度です。具体的には①朝食前、②就寝前、③（いずれかの）食後2時間です。①朝食前は1日の始まりであり、この数値が安定すると1日安定することが多いです。高い場合には、就寝前の中間型または持効型インスリンが不足していることが考えられます。特に小児・思春期の場合は、成長ホルモン増加により早朝から午前中にかけて高くなりやすくなります。一方、ソモギー現象で高くなる場合もあるため、夜間3時に測定して低ければ就寝前のインスリンは逆に減らす必要があります。また夕食の時間が遅い時、量が多い時、飲酒が多い時も朝の空腹時血糖値が高くなります。②就寝前に血糖値を確認して、低めの時は夜間の低血糖を防止するため補食が必要です。高い時は夕食が多すぎたか、夕食前の（超）速効型インスリンが足りなかったのかも知れません。③食後2時間の血糖値は食前の（超）速効型インスリンの量が食事量や内容に対して適切かどうかを意味します。また時には1日の血糖の動きを調べるのも重要です。学校や仕事の日と休日では起床時間や活動量、食生活、ストレスなど血糖に影響を与える因子が違うので、インスリンの仕方や量も変えなければいけません。女性では月経周期による変動がある場合もあるため、1カ月の変動をみることも必要です。さらに季節によっても変動します。今年のように暑かった夏は血糖値が下がりやすかった方も多かったのでないでしょうか？一般的に夏は冬に比べて低いようです。それ以上に頻回測定が必要な場合は、シックデイ、インスリン開始時、インスリンの種類が変更になった時、糖尿病妊婦さんなどさらに厳格なコントロールが必要な時です。

個人個人でSMBGの必要度は違いますが、SMBGを行うことで「血糖」に振り回される人生を送らないよう、SMBGは患者さんが健常人と同じ生活が送れるようにするための一つの手段と安心を与えている道具なのです。

第14回　仲間づくり

1型糖尿病の仲間づくりについて、「小児糖尿病サマーキャンプ」（第7回）のお話をしました。サマーキャンプの対象は、小学生から高校生までです。

しかし、1型糖尿病はどの年代でも発症し、18歳を過ぎて若い年代で発症する方も多いのが事実です。私は医師になって、そんな方たちが一人で悩んでいる場面を多く見かけました。

そして福岡で、1992年（平成4年）に18歳以上の1型糖尿病の方たちの悩みを解決するために、ヤングの会「Iの会」を設立しました。当初はあまり活発な活動はありませんでしたが、ここ数年は患者さんが中心になってセミナーや懇親会を年に数回行っています。セミナーでは、日ごろの診療では聞けない話や最新医療の話、他の患者さんの体験談、グループに分かれてのディスカッションなどを行いました。

「とても勉強になった。同じ患者さんからの話は共感できたし勇気付けられた。これからがんばろうという気持ちになった」など、ほとんどの患者さんは参加してよかったという感想でした。「懇親会」という名の食事会？飲み会？では、少し羽目をはずしすぎる方もおられますが、「本音」で話ができるので、心の悩みを解消することができるようです。

九州では、各県でこのような「1型糖尿病の患者会」が発展してきています。

2007年の宮崎での糖尿病学会九州地方会でも、「1型糖尿病公開セミナー」として開催されました。150名以上の患者さんや医療関係者が参加してくださいました。そこでは3名の患者さんの体験談を拝聴しました。

40歳代で発症された50歳代の男性は、発症されたときの心の悩みや自暴自棄になったこと、そしてご家族の支えがあって元気になられたことなどを、20歳で発症された40歳代の女性は、結婚、出産を経験し、いまではお2人の息子さんとご主人と幸せに暮らしておられる様子を、そして小児期に発症した30

歳代の男性は、現在合併症は進んでいるけれど奥様の強い支えがあって幸せに暮らしているご様子をお話してくださいました。

皆さんから、あえてご自身の辛かったときのお話をしてくださり、私も涙しながら聴かせていただきました。同じ病気を持ち、皆さんと同じような経験をし、それに共感することが病気を受け入れる大切な過程なのだ、と改めて感じたセミナーでした。九州各地で1型糖尿病の会は行われています。一人で悩んでいる方、年齢は関係ありません。ぜひ参加して仲間のお話を聴いてみてください。きっと勇気をもらえると思いますよ。

第15回　運動療法

運動療法は、2型糖尿病の予防と治療に優れた効果を示しますが、1型糖尿病ではどうでしょうか？実際、インスリン不足状態で高血糖時の強い運動は、ケトアシドーシスを引き起こしやすく、インスリンが過剰な状態や食事の摂取量が足りない状態での運動は、低血糖を起こすため危険です。

このため、以前は1型糖尿病に運動はあまり推奨されませんでしたが、血糖自己測定が可能となり、多種のインスリン製剤が使用されるようになってからは、1型糖尿病であっても血糖管理を行いながらどのようなスポーツも実践できるようになりました。実際にプロ野球や、水泳、エアロビクスの世界で1型糖尿病の選手が活躍しているのは皆さんご存知でしょう。今回は、運動をする際の補食とインスリンの調整についてのお話です。

補食による調整

運動前に血糖測定を行い、一般的に２００mg／dL以上なら補食なし、以下なら糖質を2単位程度補食しましょう。ただしこの血糖値は個人によって異なります。長時間の運動の場合は、30分～1時間ごとに血糖測定を行い、どの程度の運動でどれくらい血糖が下がるのかを確認します。

血糖が下がるスピードは、個人、その時の運動量、時間、インスリンの種類や量、食事によって変わるので、いろいろな状況下で確かめておきましょう。経験することで、自己調整ができるようになります。

また長時間運動する際は、低血糖予防のために30分ごとに糖質（あめ、ゼリー、スポーツドリンク）と水分の補給を行いましょう。運動の時間帯は、一般的には空腹時やインスリンが最も効いている時間帯の運動は、低血糖を起こしやすいので注意します。ただし早朝は、インスリンの効果が低下している時間帯であれば、血糖値が上がりやすい時間帯なので、補食の必要はない場合もあります。血糖値を確認して、必要に応じて炭水化物の補食をしましょう。

インスリンによる調整

食後に運動をする場合、食事前の速効型または超速効型インスリンは10～20％減らします。中間型または持効型インスリンが効いている時間帯であれば、それらのインスリンも10～20％程度減らします。長時間の運動は、遅発性低血糖を起こしやすく、夜間に低血糖を起こしやすいので、就寝前の血糖測定を行い、必要ならば補食を取り、就寝前のインスリンも10～20％程度減らします。いずれの場合も、運動の強度や持続時間、また個人によって異なります。自分の体をよく観察して、自分なりの調整をしましょう。

1型糖尿病にとって運動は、血糖低下作用のほかに肥満・高血圧・心血管障害の予防になり、なにより爽快感や達成感を味わうことができます。正しい知識を持ったうえで、安全に楽しくスポーツ活動を行いましょう。

ちなみに私は、2007年12月に6回目のホノルルマラソンを楽しく完走しました。

注意点

著しい高血糖や尿ケトンを認めるとき、増殖網膜症や顕性腎症、神経障害などの進行中の合併症がある場合、不整脈や虚血性心臓病などの心臓疾患がある場合は、病状を進行させることがあるので、激しい運動は避け、主治医と相談のうえ運動を継続していきましょう。

第16回　妊娠と出産

30年ほど前までは、糖尿病をもつ女性の妊娠出産は困難な大変な時代でしたが、糖尿病医療の進歩や多くの先生方のご尽力のおかげで、いまでは健康な女性とほとんど同じように妊娠出産することが可能となりました。ただ、妊娠前から血糖コントロールを良好にしておくことはとても大切なことです。

糖尿病がない健康な妊婦さんでも、妊娠中は「元気な赤ちゃんが産めるだろうか?」と産まれてくるまで不安はつきものです。妊娠時のHbA1cが高いとその不安はなおさらでしょう。妊娠時のHbA1cが8%を越えていると、妊娠中の流産や早産、胎児の奇形率が高くなるといわれています。安心して元気な赤ちゃんを出産するためには、HbA1c7%以下(できれば6.5%以下)でコントロールする必要があります。妊娠してからあわててコントロールするのではなく、いつ妊娠してもあわてないように、常に良好なコントロールを保っておけば安心ですね。頻回のインスリン注射でもコントロールが難しい方は、ＣＳＩＩ（持続皮下インスリン注射）に変更する方法があります。主治医と良く相談してみてください。

妊娠中の血糖コントロールも大切です。神経質になりすぎるのは良くないですが、妊娠週数が多くなるにつれて血糖値が変化することがあるので、いつもよりこまめに血糖を観察する必要があります。とくに妊娠後期になると、胎盤から出るホルモンが増加するためインスリンが効きにくくなり、血糖値が上昇する場合が多いです。このようなときには、インスリン量を増やす必要があります。ただし個人差があるので、自分の血糖値をよく観察しながら、主治医と相談して決めましょう。

福岡のサマーキャンプは、毎年赤ちゃんを抱いた卒業生が訪れます。参加した子供たちはその姿を見て「糖尿病があっても元気な赤ちゃんが産める」ことを実感しています。また、ヤングの会では、実際に結婚前や新婚で、妊娠出産に不安を抱かれ、パートナー（夫）やお母様と一緒に参加する患者さんもおられます。妊娠出産を経験した患者さんからの苦労話や体験談を聴くことが、一番の安心になっているようです。出産という経験は女性を強くしてくれるようです。そして経験者は、皆同じように語ります。「案ずるより産むがやすし」

第17回 海外旅行

最近では、高校生の修学旅行で海外に行くことも多く、患者さんから「英文の診断書を書いてください」と頼まれることがときどきあります。高校生や大学生になると、ホームステイや留学などで、長期にわたって海外で生活する場合もあると思います。「1型糖尿病であっても自己管理ができていればどこに行っても大丈夫」と簡単に言いますが、国によっては治安や衛生状態、医療環境など恵まれた日本とはまったく違う環境の国もあります。海外旅行や海外での生活を楽しむために、まずは自己管理ができること、次にその国の事情も調べておくことも必要です。

海外旅行で忘れていけないものは、十分なインスリンや血糖測定器などは当然ですが、最近は〝「1型糖尿病でインスリン注射をしている」という証明書も準備していたほうがいいでしょう。まれに飛行機の搭乗の際に必要な場合もあるようですし、万が一、海外で病院にかかるときには便利です（緑の海外カード）。

時差がある場合は、インスリン注射時間や量の調整が必要です。基本的には、基礎インスリンが切れないように調整すれば良いのですが、初めての場合は主治医と相談して決めておきましょう。機内での食事は前もって糖尿病食（Diabetes Meal）を注文しておくと良いですが、炭水化物が少なすぎる場合があるので、自分でクラッカーなど調整できるよう準備しておきましょう。国によっては、バックを盗まれることもあるので、インスリンは何か所かに分けてもっていったほうが安全です。

海外旅行の場合は、その土地の食事も旅の楽しみのひとつです。血糖を少しまめに測って、インスリンで上手く調整しましょう。体重が少し？増えた場合は、日本に帰ってから戻すように心がけましょう。何度も経験できることではないので、楽しく安全に有意義な時間を過ごしてください。

私も大学生の頃、1か月間アメリカ西海岸でホームステイを経験しましたが、初めは知らない土地で、知らない人のなかで上手く言葉も通じず大変でした。体調を壊して迷惑をかけてはいけないと、食事、運動、インスリンの調整などいつも以上に気を配って生活しました。アメリカでの体験を通じて、「自らが積極的に行動しないと何も変わらない、すべての行動は自己責任である、自分の道は自分で切り開いていく」ということを学びました。若い頃にとても貴重な体験をさせてくれた両親に感謝しています。

もっと詳しく知りたい方へ

・河合勝幸『糖尿病のある人の海外旅行術』(講談社)
・菅野一男、篠塚 規『糖尿病の人のための旅行マニュアル』(真興交易)

第18回 1型糖尿病…これから

1年半にわたって1型糖尿病について連載してきましたが、今回で最終回となります。最終回では、1型糖尿病のこれからについてお話しします。

第3回で1型糖尿病の歴史について説明しましたように、1型糖尿病の治療は、1921年のインスリンの発見から始まり、この80~90年で急速に進歩してきました。とくにこの10~20年間でインスリンの種類も多くなり、患者さんのQOLも上昇してきました。コントロールが良好であれば、合併症を併発することもなく、健康な人と何ら変わりない人生を歩んでいけるようになっています。インスリン注射、血糖測定、食事の管理、ときどき起こる低血糖は、ときにわずらわしく思うこともあるかも知れませんが、それをやっていれば元気に生きていけるのです。

でも、1型糖尿病に罹った方の願いは、「インスリン注射も血糖測定も食事のことも低血糖も何も考えなくて良い、病気になる前の体に戻りたい」というのが正直なところだと思います。そんな願いに答えようと、多くの医療者や研究者たちが日々医学の進歩に研鑽《けんさん》されています。

皆さんご存知のように、日本では数年前から膵腎同時移植、膵臓移植・膵島移植が行われています。膵臓移植によって完全にインスリンから離脱できた方もおられます。膵島移植の場合は、数回の移植が必要であり、長期の予後はまだ確立されていません。どちらも免疫抑制剤は、一生使用しなければいけません。膵腎同時移植を含めた膵臓の移植はこれまでに四十数名が、膵島移植は10名未満とごく少数の患者さんにしかできないのが現状です。どちらの医療もより多くの患者さんに提供できるよう、さらに免疫抑制剤に関しても改良するために研究が進んでいます。

また、最近では、再生医療が注目を浴びています。膵臓は最も再生が難しい臓器のひとつですが、この分野でも研究は進んでいます。このような治療法が一日でも早く確立し、その恩恵にあやかりたいものです。

その日がいつになるかはまだわかりませんが、その日が来るまで、いまできることを日々積み重ねていきましょう。そして「自分の夢」をあきらめることなく、糖尿病という病気に振り回されない有意義な人生を送ってください。病気があってもなくても、「自分の人生のこれから「を決めるのは、皆さん自分自身なのですから。

18回にわたって読んでいただいた皆さん、本当にありがとうございました。

これからも糖尿病のある人生を、一緒に楽しく歩んでいきましょう。

本稿は、２０１４年月刊「内分泌・糖尿病・代謝内科」（第38巻第３号）に発表した論文です。科学評論社より許諾を得て一部改変のうえ転載いたします。読者対象は糖尿病医療従事者です。

小児・思春期糖尿病の小児科から内科への移行

Transition from pediatric to adult care for diabetic patients in childhood and adolescence.

Key Words: independence, education, summer camp, young DM conference, transition

はじめに

小児・思春期に糖尿病を発症した場合、糖尿病であることはそれからの長い人生において大きな影響を与えることになる。小児期発症の患者の多くは、小児科からいずれ内科に転科することになるが、その際に我々医療者の対応や治療方針が異なると不安や戸惑いを感じることが少なくない。

小児思春期糖尿病の治療の最大目標は、「将来、その患者が自立して生きていく」ことであり、我々医療者は、発症の年齢や小児科・内科、１型・２型にかかわらず、発症当初より一貫した姿勢で患者や家族と接することが必要と思う。

本稿では、1．小児期から思春期、成人期へのライフスタイルの変化に応じた糖尿病ケアについて、2．小児科から内科へスムーズに移行するためのポイントについて、私見を含んで述べさせていただきたい。

ライフスタイルに応じた糖尿病ケア（母親のケア）

小児期全般においてであるが、自分の子どもがある日突然、生涯完治しない慢性疾患にかかった場合、両親、特に母親の影響は大きい。病気になってはじめに一番ショックを受けるのは母親であろう。子どもの治療と同時に母親のケアが重要である。

当院では年に2回、母の会を開催している。子どもが1型糖尿病を発症して数年経過した母親もいるが、発症したばかりの子の母親も参加される。初めて参加される母親は、ほとんどがそのショックと悲しみで、この先どうしたらよいかわからないと不安をたくさん抱えている。こんなときに同じ境遇の先輩の母親が体験談を話したり、アドバイスをしたりすることで不安の軽減になることが多い。母親も少しずつ子どもが糖尿病であるという現実を受け入れ、この先どのように子どもに接していけばよいか、どのように育てたらよいかなど先輩の母親の話を聞いて学んでいく。母親の気持ちや考え方は子どもに大きく影響する。母親が病気を受け入れられず、いつまでも「子どもがかわいそう、不憫《ふびん》だから」と甘やかされて育てると将来その子は自立した大人になれない。発症して、悲しみの時期を過ぎたら、少しずつ子どもが将来自立した大人になるためにどのように育てていけばよいか考えることが必要である。他の兄弟と同様に当たり前のしつけは必要である。適切な時期になったら治療の主導権は本人に任せるべきであり、子離れ、親離れのタイミングも大切である。自分のことは自分でさせる、手を出さない、口を出さない、少し遠くから見守る姿勢で育てることが大切である。

家庭はもっとも重要な治療の場であり、家族とくに母の教育は重要である。そのために患者会などで、医療者や患者家族のコミュニケーションを図ることが大切である。

（1）　乳幼児期

患者自身は何もわからない時期である。ミルクの量や食べる量も一定せず活動量も一定でない。血糖の変動も予測できない。低血糖の症状も自分自身ではわからない。治療は母親が行うことになる。はじめは血糖の変動に一喜一憂しがちであるが、ある程度の血糖変動はこの年代で特徴的なことであり、重症低血糖や著名な高血糖を避けることを目標にして神経質にならないようにする。

保育園、幼稚園に行く年齢になったら、朝夕2回＋おやつ時の3回法か、インスリンポンプでの治療を行う。母親がインスリン注射や血糖測定のために毎日園に出かけることは、子どもの精神的成長を妨げることになりかねないため避けた方が良いと思われる。

食事やおやつは、基本的な栄養のバランスと成長に十分なエネルギーを摂取すること[1][2]、好き嫌いはせずに何でも食べるよう、他の子どもや兄弟と同じものを食べるように指導する。

保育園、幼稚園の先生への説明を行い、すべての行事において他の子と同じことができるので、特別扱いはしないように依頼する。

（2）　学童期

サマーキャンプに参加することを勧める（日本糖尿病協会主催で、全国48か所各都道府県で開催されている[3]。２０１7年現在50か所）。同じ病気の子どもと出会い、友人をつくることで、自分一人ではないという安心感と勇気が持てるようになることが多い。低学年の場合、インスリン自己注射やＳＭＢＧなどができない子もいるが、ほとんどの場合キャンプで同年代の子どもが自分でしている姿を見てできるようになる。自己注射ができるようになったら、昼のインスリンに加えBasal-Bolus療法（基礎・追加インスリン療法）に変更する。

学校の行事や体育、遠足、修学旅行などは他の学童と同じようにできるが、体育や遠足など活動量が多い場合などは低血糖に注意し、当日のインスリンの減量や必要に応じて補食を摂取することなどを指導する。

給食は好き嫌いをせずに何でも残さずに食べるように指導する。炭水化物の量の計算ができる年代になってきたら、カーボカウントを用いてのインスリン量の計算の仕方を指導するが、大まかに血糖が上がりやすいものを理解し、インスリンの追加や調整の必要性が分かる程度でもかまわない。個人の成長度、性格や病気の受け入れによって判断する。

中学年～高学年になってくると思春期がはじまり、急に血糖値が高くなってくる。同時に食欲も増加するため食べ過ぎによる血糖上昇と思いがちであるが、成長ホルモン、性ホルモンの増加が主な原因であり、正常に成長している証であるためにインスリンの増量が必要であることを説明する。食事量の増加とともに追加インスリンを、空腹時血糖値の上昇とともに基礎インスリンの増量が必要である。

精神的成長度により個人差はあるが、当院では小学校中学年～高学年になったらSMBGの記録は自分で記録し、治療の中心は自分であることを意識づけるために診察も本人一人で受けるようにしている。学校で困ってないか、低血糖はないか、友人とのこと、家族のことなど病気以外の話をすることで、学校環境、病気の受け入れ、性格、家庭生活や家族との関係など感じることができる。必要に応じて、患者の診察後に親と話をすることもある。

低学年で親と同席の場合でも、必ず本人との会話を重要視し、親との会話が中心にならないようにする。

学校環境も重要であり、学校側が正しく理解していない場合は、医療者からの説明が必要である。低血糖時などの注意点はあるが、特別扱いすることなく協力していただける環境が必要である。

（3） 中学生～高校生

まさに思春期真只中である。発達段階の中で、思春期は最もコントロールが乱れやすいと言われる。身体の急激な成長と性的成熟によりインスリン抵抗性が増大し、心理的には自己への不安や親への反発など、不安定な時期であるが、自己評価の形成の時期でもある。ここで「糖尿病である」というあまりに大きな現実に直面するわけであるから、悩みや苦しみはさらに大きくなることが多い。患者自身や家族が正しく糖尿病を理解し、受け入れることが最も大切なことであり、友人や学校の先生、医療者など、患者を取り巻く周囲の人間が特別扱いすることなく、温かく見守る姿勢が必要である。インスリン投与方法やＳＭＢＧ、カーボカウントなどの治療の技能は理解できる年齢であるが、病気の受け入れ、家庭環境、性格などでその個人に適した方法で行うべきである。子どもは自分の力でコントロールするという経験を通して成長していくことが多い。病気の受け入れができている場合は、友人に自分から病気の話ができることが多いが、できない場合もある。そのような場合は無理に話すことは勧めず、時期が来たら必要性に応じて信頼している友人にだけ話し、だんだんと他の友人にも話せるようになってくる場合が多い。

病気の受け入れができていない場合は、サマーキャンプや患者会の参加を勧める。悩み、苦しんだ時に、話を聞いてくれ、心から信頼できる人（家族、友人、学校の先生、医療者）や同病の仲間の存在が問題を解決してくれる場合が多い。サマーキャンプや患者会は、そのような同病の友人をつくる機会として重要である。

また、福岡のヤングホークスサマーキャンプでは、複数回以上参加の中学生以上は積極的に年下の子どもの面倒を見たり、キャンプ中に行う糖尿病教室で年下の子どもに教えるなど、自主性を育てるように指導している。将来そのような子どもの中から、大学生になったらキャンプのボランティア（ヘルパー）をする子もあらわれてくる。

（4） 大学生以降

大学進学などを契機に内科に移行してくる場合が多い。これまでに病気の受け入れ、食事やインスリン調整など自己管理ができている患者とそうでない患者を経験する。

多くの場合、初診時は親と同席されるが、小児科から移行してくる場合は、初診時以降も親と同席し、親の会話が中心になる場合がある。前述したように本人の自主性を認識させるために本人を中心とした診療であることを説明し、精神的にも自立できるように指導する。これまでに患者会やサマーキャンプに参加したことがない患者であれば、サマーキャンプのヘルパー（ボランティア）参加やヤングの患者会の参加を勧める。

自身の経験であるが、14歳で1型糖尿病を発症し、16歳で初めて福岡のサマーキャンプに参加した。高校生の時は同じ病気の友人を持つことで安心し、年下のこどもたちが頑張っている姿に勇気をもらった。その後医学生の時はヘルパー（ボランティア）として参加し、運営側のドクターや栄養士さんの大変さを知ることができた。と同時にその使命感に感謝の気持ちを持った。また、年下の子どもたちから慕われることで、きちんとしなければいけないという自律心を持つこともできた。自己管理ができるようになってきたのもこのころと思う。振り返って思うと大学生でヘルパーとしてサマーキャンプに参加したことが、精神的に成長できた貴重な経験であった。

全国ヤングの会[4][5]は、日本糖尿病協会主催で年1回開催されており、全国各地でも定期的に行われている。ここでは講演の他にグループディスカッションがあり、病気の受け入れ、心理の問題、就職、結婚、妊娠などの話題で自分の悩みを打ち明けたり、他の人の意見を聞くことで心が軽くなったり、前向きになることも多い（2018年現在、開催されていない）。

大学生や専門学校生になると、家族から離れて寮生活や一人暮らしをする場合が多い。初めて親から離れて不安な子もいれば、のびのびしている子もいる。親の管理下での生活と一変して、アルバイトや友人との外食、飲酒で生活が不規則になり血糖コントロールが乱れる場合がある。多くの場合、生活の乱れが血糖コントロールに影響する。

家庭でしつけがなされていないのであろうか、20歳を過ぎても挨拶ができない、予約や時間の約束が守れないなど、時に当たり前のことができない患者を経験する。これから大人になって社会人として生活していくためには、病気の有無は関係ない。社会のルールを守り、社会の中で自立して生きていけるようになるためには、遅くともこの時期までにその意識を持って自己管理ができるように指導する。

女子には生理の周期と血糖の関係を説明する。多くの場合は、生理の前1週間くらいになると血糖が高くなり、生理が始まると下がってくる。これは黄体ホルモンが増加するためインスリン抵抗性が強くなるためである。この年代では妊娠に関しても注意が必要である。現代では糖尿病のある女性も子どもを出産することは可能であるが、問題なく出産するためには、大きな合併症がないこと、妊娠前からの血糖コントロールが重要であり、ＨｂＡ１ｃ７％以下での計画妊娠が必要であることを説明する。

また、思春期から成人の糖尿病女性の約10％食行動異常を認め、それは一般女性の約2倍であることが報告されている。早い段階で適切に治療しないと時間とともに悪化し、合併症のリスクを進行させる。

小児科・内科では対応が難しいことが多く、専門家（心療内科）にコンサルトすることが重要である[6][7]。

18歳未満で糖尿病を発症した場合、〝小児慢性特定疾患〟の対象になり（継続の場合は20歳未満）、保護者の所得額により医療費が一部公費となる[8]。主治医は医療意見書の記載が必要である。20歳を超えるとこの制度は対象にならなくなる。糖尿病の医療費は高額で治療は生涯にわたるため患者の経済的負担も大きい。さらに合併症が進行するとさらにその負担は大きくなる。合併症を起こさないようにコントロールすることと経済的な自立を促すことも大切と思う。

小児科から内科への移行[9][10]

小児科から内科へ移行する年齢は、一般的には大学進学時や就職などで転居する時などが多いが、家庭環境、その地域の医療環境、患者の心身の発達度などによって適切な年齢は幅広く異なるため、柔軟性があることが望ましい。

欧米に比べてわが国では小児糖尿病患者は少ないため、糖尿病を専門とする小児科医は非常に少ない。しかし小児科では内科に比べて、十分な時間をかけて親身に診察してくれる、小児期特有な疾患などの対応も可能などの利点がある。一方で、内科では糖尿病を専門とする医師は多いが、糖尿病外来の患者の多くは成人期以降発症の2型糖尿病であり、中には2型糖尿病と同様の厳しい食事療法を指導したり、インスリンの調整などの指導がないなど思春期を経て移行してきた若い患者にとっては、いろいろな場面で戸惑いを感じることがある。内科側も、「小児科から移行してきた患者の中には自己管理ができない患者が多い。小児科での管理が甘いのではないか？」などの意見を聞くこともある。

医師同士（小児科・内科）の連携[9][10]

これまでに信頼していた医師から違う医師に変わる時、患者は少なからず不安を覚えるがその不安を軽減するためには医師同士の信頼関係も重要である。書面上のやりとりだけではなく、実際に顔を合わせての勉強会、交流などがあれば紹介がしやすい。その際、心身共に自立できており、糖尿病を受け入れ、上手くコントロールできている患者であれば、紹介先は糖尿病専門医であれば問題ないと思われるが、そうでない場合はできれば思春期から青年期の糖尿病診療に経験のある専門医を紹介するのが望ましい。

その際に重要な情報として、医学的なデータに加えて、1．心身の成長　2．糖尿病の受け入れ　3．家庭環境　4．性格、などがその後の治療において大変参考になる。

たとえば、約束の時間が守れるか？　学校や会社に遅刻欠席が多くないか？　挨拶ができるか？　社会人として当たり前のルールが守れているか？　など、小児期からの慢性疾患で、家族や周囲から過保護に育てられた場合に、このような当たり前のことができない患者をしばしば経験する。そのような場合は、今後その患者が社会人として成長していくための指導や援助が必要である。また、複雑な家庭環境で育った場合や、糖尿病の受け入れができていない場合は、思春期以降もコントロールが困難な場合が多い。サマーキャンプやヤングの患者会などに参加して同病の友人を持つことを勧める。

福岡では、数年前から小児科医と内科医の糖尿病研究会を定期的に行っており、サマーキャンプなどでも小児科医、内科医の交流の機会が多くなり、移行時のみだけではなく、急性期の入院などの連携もスムーズにできるようになってきた。

全国的にも小児・思春期糖尿病研究会（２０１８年より学会）や、１型糖尿病の研究会など、以前に比べてその機会は多くなってきており、小児科医、内科医ともにそのような研究会を幅広く知っていただき、積極的に参加して交流を広げていくことが重要と思われる。

小児思春期に発症した患者は、就職、結婚、出産と、人生の大きな行事をともすれば一人で乗り越えなければならない時もある。我々医療者は、常に患者とともに長い人生を歩んでいく心構えで接することが大切である。

文献

（1）American Diabetes Association: Evidence-Based Nutrition Principles and Recommendations for the Treatment and Prevention of Diabetes and Related Complications. Diabetes Care Supplement1: s50-s60, 2002

（2）日本糖尿病学会編「科学的根拠に基づく糖尿病診療ガイドライン」２０１３　２３３頁

（3）http://www.nittokyo.or.jp/event/patient/summer_camp/

（4）日本糖尿病学会（編）：こどもの糖尿病サマーキャンプの手引き、第3版、文光堂、東京、１９９７

（5）http://www.nittokyo.or.jp/event/patient/

（6）日本糖尿病学会、日本小児内分泌学会（編）：小児・思春期糖尿病管理のてびき　改訂第3版　２３９頁

（7）Takii M, Uchigata Y, Tokunaga S:The duration of severe insulin omission is the factor most closely associated with the microvascular complications of Type 1 diabetic females with clinical eating disorders. Int J Eat Disord 41: 259-264, 2008

（8）日本小児内分泌学会糖尿病委員会編集：子どもの1型糖尿病ガイドブック、文光堂、１１２頁

（9）日本糖尿病学会　日本小児内分泌学会編　小児・思春期糖尿病管理のてびき　改訂第3版　２６８−２６９頁

（10）国際小児思春期糖尿病学会　臨床診療コンセンサスガイドライン　２００６−２００８　日本小児科学会雑誌　１６０９−１６１７頁

講演活動を通して

1997年（平成9年）5月、読売新聞にはじめて私のことが紹介されました。この記事がきっかけになり、全国の患者さんから相談や励ましのお手紙をいただくことが多くなりました。当初は、患者会などで「1型糖尿病患者としての体験談」をお話していましたが、少しずつ糖尿病専門医としての講演を依頼されるようになりました。

患者さんや一般市民向けの「市民公開講座」での講演では、2型糖尿病の講演テーマが多かったのですが、開業後は、糖尿病専門医として、一患者として、糖尿病を専門とする医師やメディカルスタッフ向けの講演も依頼されるようになってきました。

1型糖尿病は、発症の頻度が少ないため、糖尿病専門医であっても、患者さんを診察する機会は2型糖尿病に比べると大変少ないのです。診察経験が少ないので、どうしても「教科書」に書いてあることを基本にして、治療をされるのは当然のことと思います。しかし、1型糖尿病の患者さんの日々変動する血糖値には、さまざまな原因があり、ときには原因がわからない場合もあります。そのような場合に、どのように患者さんにお話しをし、対応していけばいいのか？　こういうこと、教科書には書いてありません。実際に経験した一患者でなければわからないことも多いのです。私は糖尿病専門医として、一患者として、経験してきたたくさんのことと、患者さんから教えていただいたことを基本として、総合的に判断しながらお話しするように心がけています。

1型糖尿病の治療は、いまでは、「患者さんの生活や食事に応じたインスリン調整をすること」が一般的になっていますが、20年前にそのような話をすると「目からうろこ」のような感想を、聴講された先生から頂くことも多くありました。「インスリンは医師が指導したとうりに患者さんは実践をして、インスリンにあわせた食事をする」という考えで、患者指導する先生方が多い時代でした。

全国で講演をさせていただくと、糖尿病診療の環境に地域格差があるように感じました。1型糖尿病の診療に熱心な先生がおられる地域は、メディカルスタッフも熱心に糖尿病診療に関わり、患者会なども活発に活動されています。活動の中心となる糖尿病専門医の影響がとても大きいのです。

17年前から継続している「マラソン」について講演でお話しすると、はじめは驚かれる方が多いのですが、講演が終わったとき、糖尿尿の患者さんであっても、そうでない医療スタッフであっても、「自分も挑戦してみようかなあ」と感想をくださる方も意外に多くいらっしゃいます。ぜひともチャレンジしてほしいと思います。

医療者向けの講演会で、講演が終わった後に、1型糖尿病のメディカルスタッフからお声をかけていただいたり、私の著書にサインや一緒に写真を求められたりすることもあり、大変うれしい限りです。

以前、軽井沢で行われた医療者向けの研究会で、私の講演のあとに手を挙げて質問してくださった若い男性の先生から、「僕は小学生のときに1型糖尿病を発症しました。先生の本（『わたし糖尿病なの』）を読んで、僕も医師になろうと思いました」という話を聞きました。思わず涙が出るほどにうれしく、平田先生が私に本を執筆するように導いてくださった真意の一つが、実現できたと思いました。ほんとうによかったと思いました。

こうして全国各地の患者さん、先生方、メディカルスタッフの方々とご縁をいただくことができました。

全国各地の先生や患者会からお声をいただき、多いときは年に50回くらい講演をさせていただきました。昨年10月までに、すべての都道府県に行かせていただき、たくさんの先生方、メディカルスタッフの方々や患者さんたちと知り合うことができました。

これらのご縁は、私の大切な宝となっています。

1型糖尿病医療の進歩と私の糖尿病治療の変遷

1921年、バンティング（F. G. Banting）とベスト（C. H. Best）によるインスリンの発見は、長い糖尿病の歴史のなかで、最も偉大な出来事でした。私は1977年、14歳で1型糖尿病を発症しましたが、インスリンの発見が無ければ現在この世に存在していませんでした。この数十年で、わが国でも糖尿病とそれを取り巻く社会環境は急速に進歩してきています。私はこの時代に糖尿病を発症し、まさに糖尿病の医療の進歩とともに歩んでいます。私が、現在糖尿病のある人生を満喫できているのは、この時代の医学の恩恵と糖尿病医療に情熱を注いでこられた先生方のおかげだと感謝しています。

1921年～1978年

1921年にカナダのトロントでバンティングとベストによってインスリンが発見され、翌年1922年に14歳の1型糖尿病の少年に臨床使用され、血糖値の低下を確認しました。1925年にはアメリカで小児糖尿病サマーキャンプが開催されました。わが国では38年遅れて、1963年に東京で、丸山博先生《まるやまひろし》（松戸クリニック院長）によりサマーキャンプが始められました。ついで、1969年に福岡、熊本で開催され、現在では全国50か所で行われています。

1974年、小児糖尿病をもつ患者のご両親や先生方のご努力により、小児糖尿病は「小児慢性特定疾患」に指定され、18歳までは治療に関する費用は公費となりました（現在は20歳未満がこの制度を利用できますが、患者さん一部負担に変更になりました）。

１９７６年ごろ、インスリンの注射器がガラス筒から使い捨てのシリンジ注射器に変わりました。私が糖尿病を発症したのは、このころの１９７７年８月ですが、約１年間はガラスの注射器を使用していました（図１、２）。針も太く１日１回朝食前のインスリン注射（レンテ50単位）はとても痛く辛いものでした。豚や牛のインスリンでしたので大腿部に硬結ができていました。血糖測定器は保険適応されていませんでしたので10数万円ととても高価で、おまけに大変使い辛いものでした（図３）。約１年間ガラスの注射器でのインスリン治療を続けていましたが、難病と言われる病気にかかったことに納得いかなかった両親はあつかましくも主治医の先生に「日本で一番小児糖尿病に詳しい先生に一度診ていただきたい」とお願いしたのです。主治医は快く引き受けて下さり、当時の東京女子医科大学糖尿病センター所長の平田幸正先生を紹介して下さいました。15歳の春休みに、初めて平田先生の診察を受けました。

東京から帰って高校生になった私は、平田先生からの紹介で福岡赤十字病院の仲村吉弘先生のところに定期通院するようになりました。その頃には、インスリンの注射器も使い捨てのシリンジになり、インスリンは、朝食前と夕食前の２回、それぞれ中間型インスリン（レンテ®）と速効型インスリン（アクトラピッド®）の２種類のインスリンを混和して使用していました。

１９７９年～１９８８年

１９７９年、ＨｂＡ１ｃの測定が可能となり、過去１～２カ月の血糖コントロール状況がわかるよう

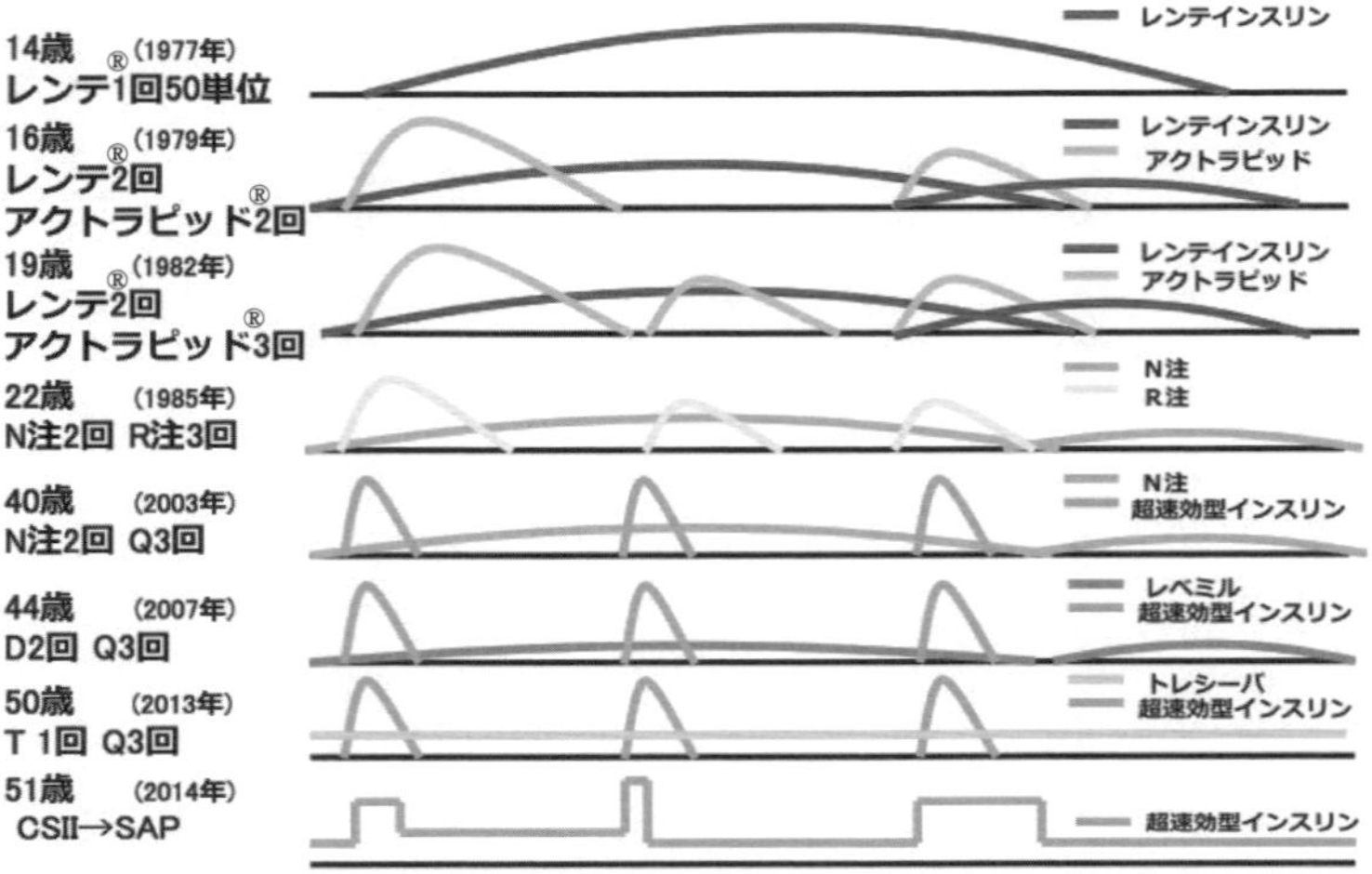

図１　41 年間の私のインスリン治療の変遷

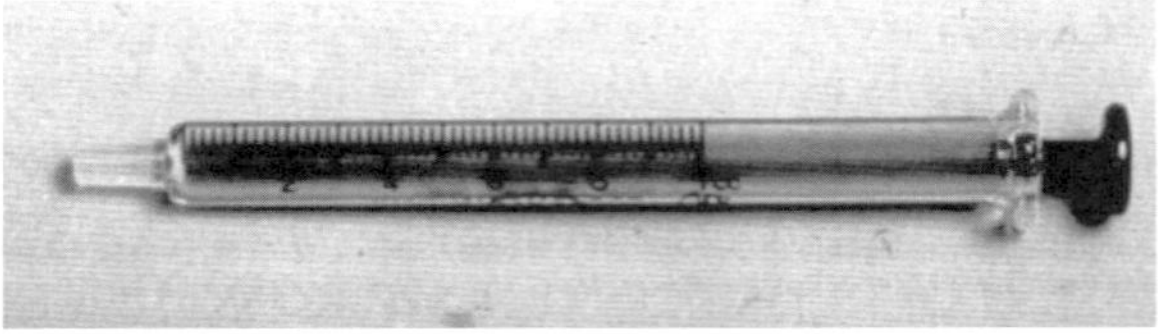

図２　14 歳　１型糖尿病発症：当時のインスリン注射器

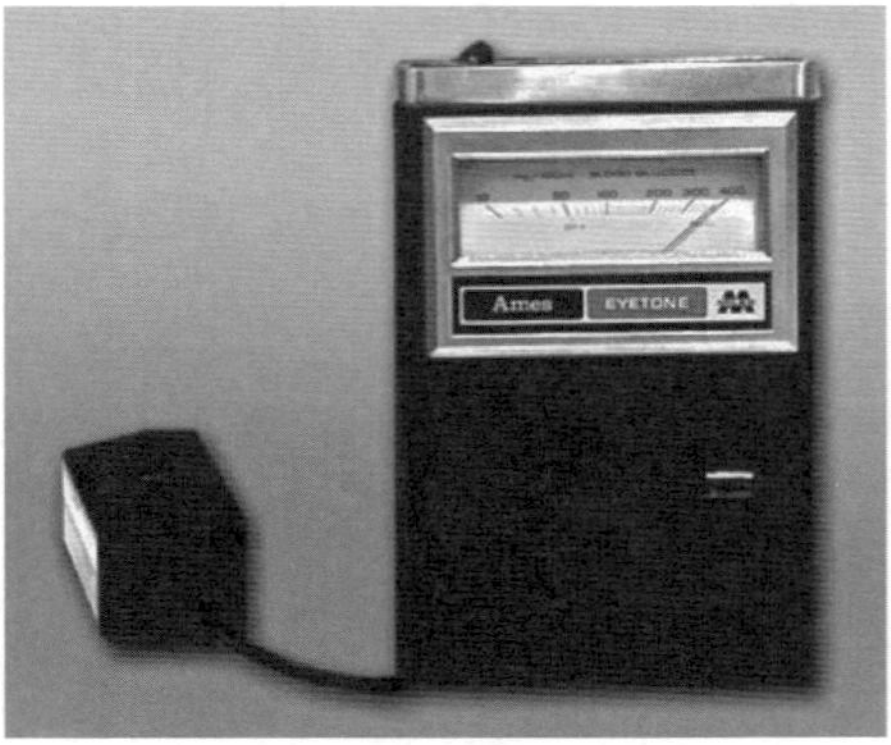

図３　1970 年頃の血糖自己測定器

になりました。

インスリンの発見から60年遅れて、わが国では1981年にようやく「インスリン自己注射」が公認され保険適応となり、このころから「血糖自己測定」が普及し始めます。

1982年には、ペン型のインスリン注射器が使われるようになってきました。

1986年「血糖自己測定」が保険適応となり広く普及しはじめました。またこのころ遺伝子工学の技術により、「ヒトインスリン」が開発されました。

私は1982年、念願の医学部に入学しました。18歳で親元を離れ自炊生活を始めましたが、私が糖尿病と向き合うようになったのはこのころからだと思います。親元を離れる時、父から「自分の体は自分で責任を持つように」と言われました。その頃、血糖測定器はコンセント不要で持ち歩きが出来るものになり、高校生まではほとんど行っていなかった「血糖自己測定」をするようになり、血糖の変動に興味を持つようになりました。当時私はまだペン型注射器は使っていませんでしたが、昼食後から夕方にかけての血糖値が高いことに気がつき、朝、夕の中間型（レンテ®）＋速効型（アクトラピッド®）に加え、昼に速効型（アクトラピッド®）のインスリンを加えました。すでに強化インスリン療法を行っていたことになります。主治医の仲村先生には事後報告だけをしていました。自分で勝手に昼に速効型インスリンを始めたことで、ひょっとして先生に叱られるかとヒヤヒヤして報告しましたが、仲村先生からは「結果がよければよかろうもん」とだけ言われ、ホッとしたのと同時に、インスリンの調整は自分でするものだとも思うようになり、そのころから自分で考えてコントロールできるようになってきました。インスリン注射器も1本1本のシリンジからペン型注射器に変更し、外出先でも簡単に出来るようになりました。インスリン製剤もそれまでの牛や豚の膵臓から抽出して精製された製剤から、遺伝子工学によって人工的に作られたヒトインスリン製剤である、中間型（ＮＰＨ）インスリンを朝夕の２回と３回の食前に速効型Ｒ（レギュラー）インスリンを使用するようになりました。大学時代はスキー場のペンションで住みこみのアルバイトをしたり、アメリカにホームステイに行ったりと大学生活を思いっきり楽しみました。「糖尿病があっても何でもできる」ということを自分自身で確かめたかったのです。

１９８８年～現在

１９９１年12月、わが国で始めての膵腎同時移植が成功しました。

１９９３年、アメリカでＤＣＣＴの結果が発表され、強化インスリン療法が推奨されました。ペン型インスリン注入器や、血糖自己測定器も少しずつ改良されてきました。

私は、１９８８年に大学を卒業し、念願の東京女子医大糖尿病センター、平田幸正先生、大森安恵先生の下で医師の第一歩を歩み始めました。研修医時代は、不規則な生活が続き、また糖尿病の合併症のひどい患者さんを初めて目の当たりにし、糖尿病を専門にすることをやめようと思った時もありました。しかし、辛い時はいつもサマーキャンプの子供達の顔が頭に浮かんできて励まされました。

医師になって３年目に今度は肝炎を患い福岡に帰ってきました。インターフェロンで肝炎の治療をしながらの血糖管理は大変でした。途中網膜症の悪化もありましたが、無事に肝炎は完治しました。この頃もペン型インスリン注射器でＮＰＨ２回とＲ（レギュラー）３回でした。

2001年〜現在

2001年にはインスリンアナログが開発され、超速効型インスリン（ヒューマログ®、ノボラピッド®）の使用が始まり、ついで2003年には持効型溶解インスリン（ランタス®）、2007年（レベミル®）、2015年（トレシーバ®）、2017年ランタスXR®と相次いで新しいインスリンが開発されました。インスリンポンプは2000年ごろから徐々に改良され、2015年にはリアルタイムCGM付きのSAP（Sensor Augmented Pump）が使用されるようになりました。2018年4月からは、低血糖を予測してインスリン注入が自動的に止まるスマートガード機能が新たに加わりました。低血糖の頻度が少なくなり、よりコントロールがしやすくなりました。

また、1970年代に開発された血糖自己測定器も急速に広まり、より正確で簡便なものに変っていきました（**図4**）。2009年には、持続皮下血糖モニターが承認され2017年には、リアルタイムで皮下のグルコース濃度が分かるFGMが保険適応になりました。こうしてインスリン製剤や医療器具の進歩により治療法の選択肢が増え、一人一人の患者さんの生活パターンに合わせた治療が可能となり、患者さんのQOL（生活の質）がより一層充実したものになってきました。

私は、1998年に開業後、しばらくペン型インスリン注入器で頻回インスリン治療を行っていました。2002年に初めてホノルルマラソンを走ったときは、NPHを朝と眠前に2回、食前はR（レギュラー）か超速効型インスリンを使用していました。その後、NPHよりも効果時間が長いタイプの基礎インスリンが登場し、ランタス®へ、その後レベミル®に変更しましたが、いずれも1日2回必要でした。

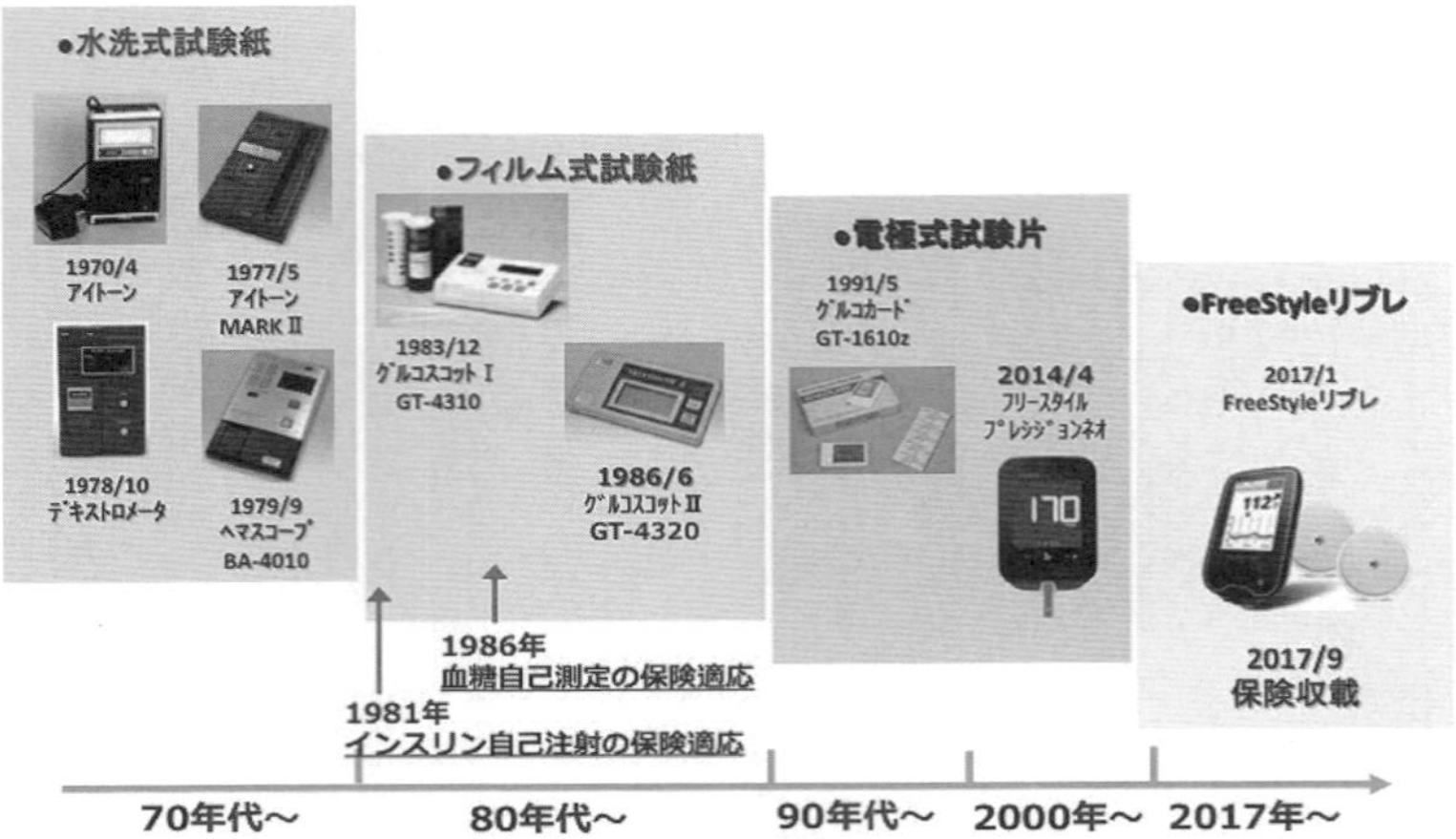

図４　（血糖）自己測定器の歴史

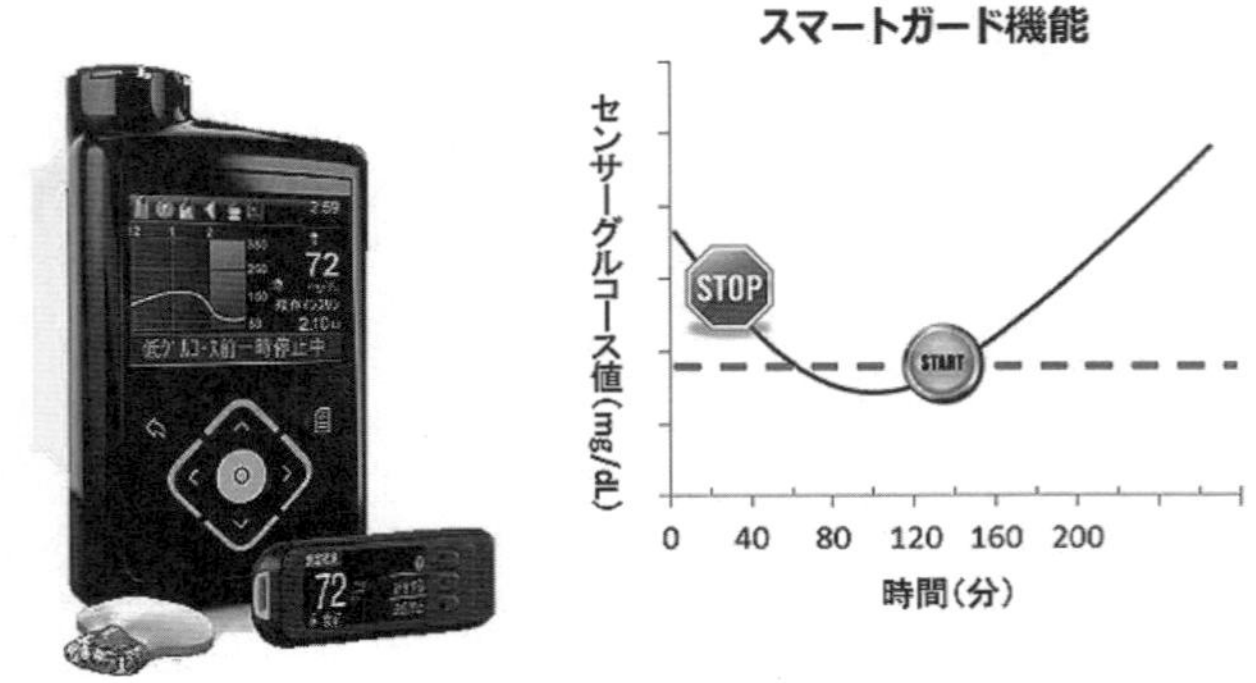

図５　ミニメド 640G システム（スマートガード機能搭載 SAP）
CGM により低グルコースを予測しインスリン注入を自動で一時停止を行います。

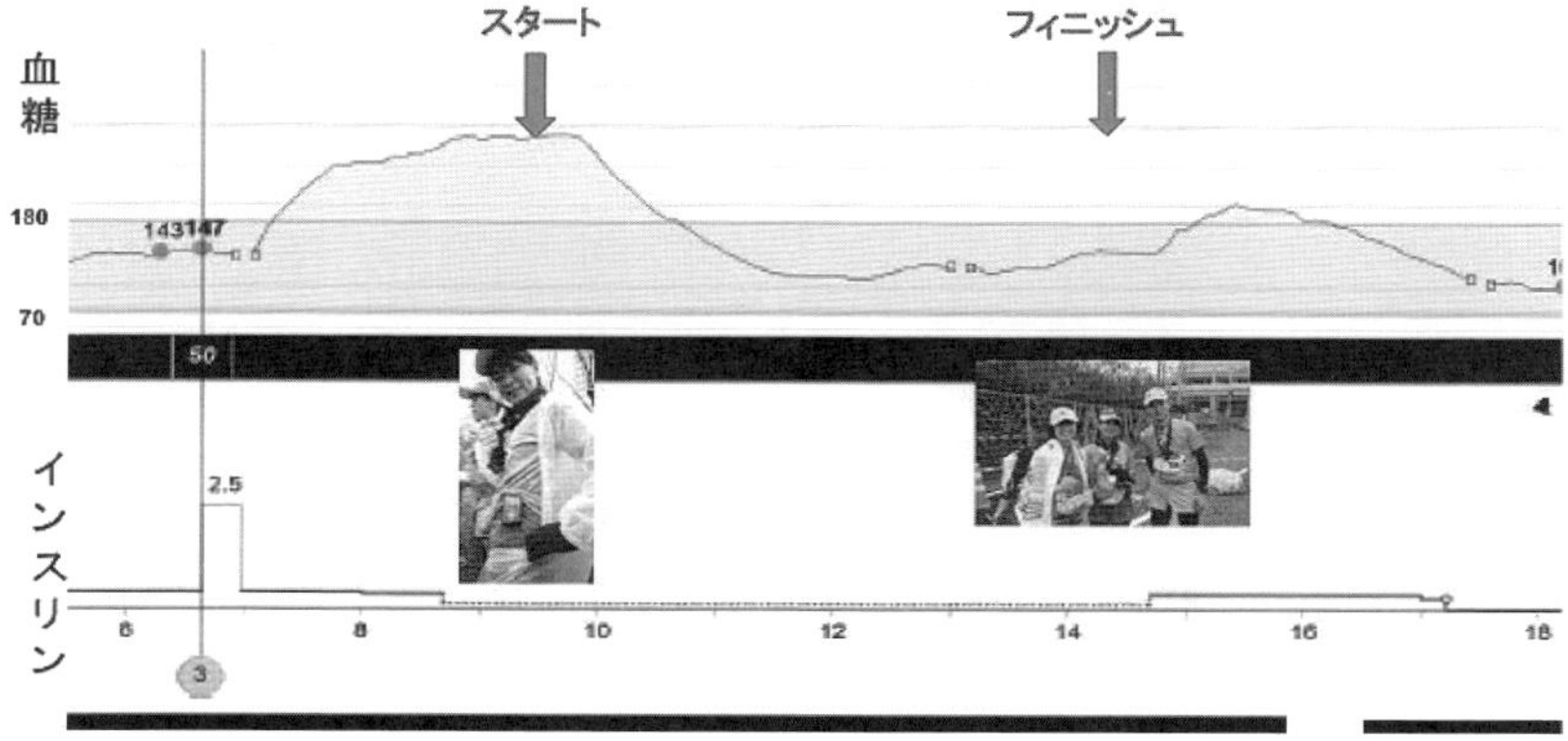

図６　自身のフルマラソン（2015 年２月、東京マラソン）での SAP の使用経験
スタート 30 分前からベースを 30％に減量し、途中エイドステーションでのドリンク、バナナ、パンなど補食。
Finish 後は通常に戻し、夜間は 75％に減量。

その後24時間以上効果のあるトレシーバ®に変更し、長年基礎インスリン2回／日だったのが1回／日に減りました。

それまで、インスリンポンプ治療には積極的ではありませんでしたが、医療機器の進歩でポンプが大変便利になり、同じ1型糖尿病の医師たちから勧められたこと、また最新の治療を糖尿病専門医である自分が経験しておく必要性を感じたことから、2014年からインスリンポンプ治療に変更しました。

現在は、インスリンポンプ（SAP 640G：**図5**）での治療を行っています。ポンプの利点は、基礎インスリンをそのときの血糖や活動量に応じてすぐに自在に変更できること、追加インスリンは計算機能を使って注入できること、何度も針を刺さなくてよいなどたくさんあります。SAPは、現在の皮下のグルコース値がすぐに分かるのでさらに便利です。スマートガード機能を使用し、低血糖の頻度も明らかに減りました。ポンプの最も大きな欠点は、費用が高いことで、日本で普及しにくい原因の一つと思います。

この数十年間で、急速に糖尿病の医療は進歩してきました。私が発症したころと比べると現在の治療は夢のようです。私は、この糖尿病医療の進歩とともに歩んでこられたこと、そしてこれらの恩恵をいただくことができたのは、このうえない幸せだと思っています。

第3章●サマーキャンプ

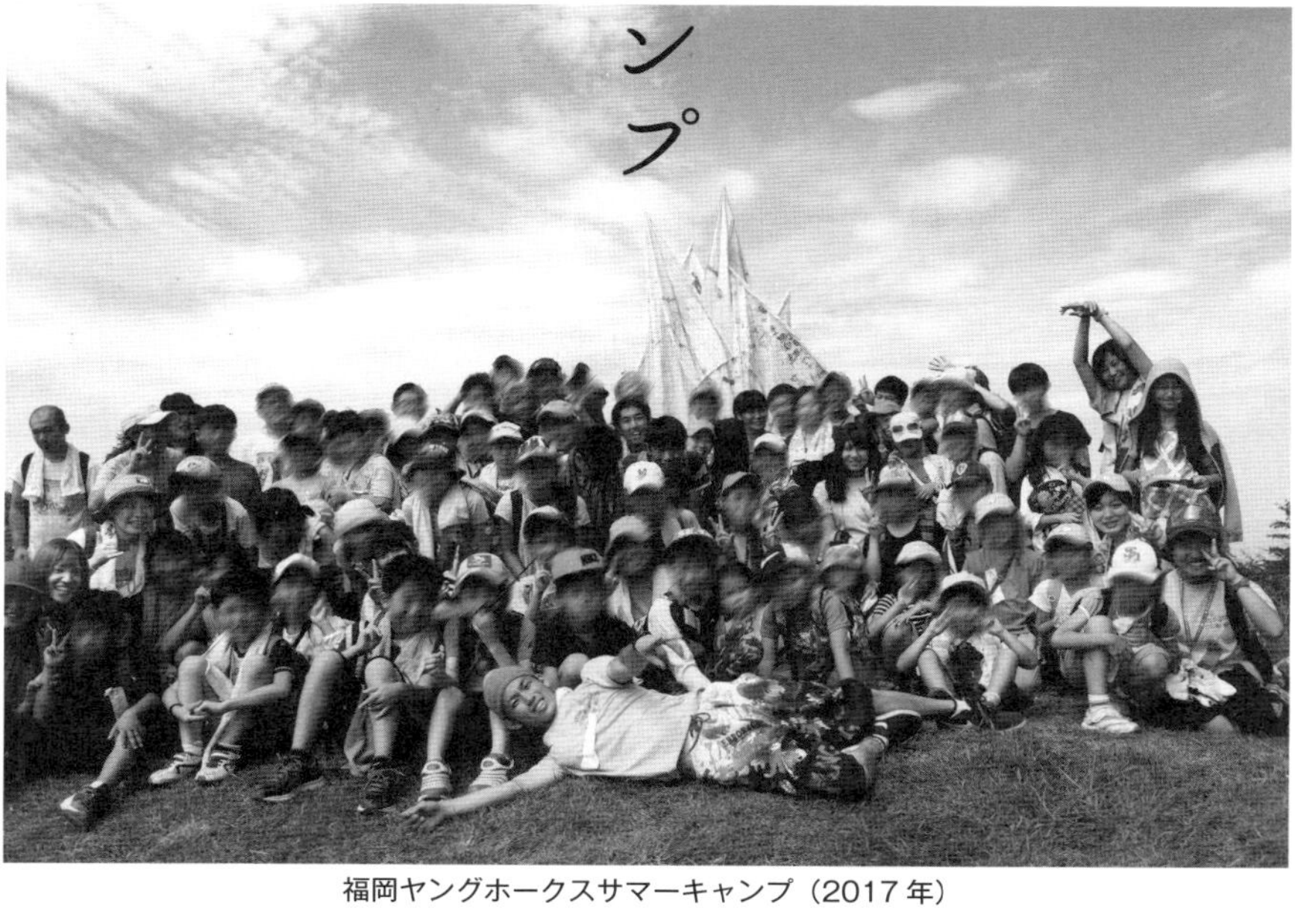

福岡ヤングホークスサマーキャンプ（2017年）

福岡ヤングホークスサマーキャンプ（7泊8日）

小児期に糖尿病を発症した子どもたちやご家族は、当初は不安でいっぱいです。同じ病気をもつ仲間や先輩たちと出会うことで、「自分ひとりではない」という安心感を得ることができ、次第に糖尿病を受け入れ成長していきます。

サマーキャンプの発祥地は、アメリカのデトロイトです。1925年にデトロイトでウェント医師（Dr. Leonard F. C. Wendt）が4人の小児糖尿病の患者を集めてロッジに泊り込みで開かれました。その後、イギリス、オーストラリアで開催され、日本では1963年に東京で丸山博先生によって開催され、1967年以降は日本糖尿病協会主催のもと次々に開催されており、現在では全国50カ所で行われています。

各地のキャンプでその目的は少し異なりますが、糖尿病を正しく理解し、よりよい自己コントロールをするために必要なことを学ぶ場でもあり、将来自立することを主な目的としています。また、山登りや、ハイキング、キャンプファイヤーなどのレクリエーションや、話し合いの機会を通じて友人を作る場でもあります。

平田先生から仲村先生、そして岡田先生へと継承

福岡のサマーキャンプは、1969年（昭和44年）、当時九州大学旧第2内科におられた平田幸正先

生が始められました。平田先生は、アメリカに留学されたときに、セントルイスでのサマーキャンプをご覧になり、成長期の糖尿病の子どもたちには必要なことであると実感され、帰国6年後に福岡で始められました。日本では、東京に次ぎ2番目でした。

その後、2回目からは仲村吉弘先生に引き継がれ、仲村先生は40年以上責任者としてわれわれ糖尿病の子どもたちを育ててくれました。今では岡田朗先生に引き継がれ、今年で50回目を迎えました。福岡のサマーキャンプは、第3回目か4回目に、当時参加した子どもたちによって「ヤングホークス」と命名されたと聞いています。

ヤングホークスは7泊8日と日本で一番長いキャンプです。仲村先生は、常々「将来子どもたちが自立するためにキャンプをしている」と言われていました。その精神は今でも受け継がれています。参加者は、患者50～55名（幼稚園児から高校生まで）、学生ボランティア35名（ヘルパーと呼びます）、食事を作ってくれる栄養科の大学生20名、医師、看護師約10名と120名以上の大所帯です。ヤングホークスの一番の特徴であるTG（Talking Group）では、毎日同じ年代の子どもたちが、本音で自分たちの悩みを打ち明け話し合う時間を設けています。心理学では、エンカウンターグループと呼ばれる方法です。ヘルパーは1つのグループに1～2名入りますが、子どもたちの話し合いには積極的には加わらず、子どもたちだけでは手に負えない問題が話題になったときなどは、どうしたらよいのかを真剣に考えてアドバイスします。キャンプのはじめはまだよそよそしいですが、次第に打ち解け、本音を出し合うようになります。ときには意見の相違でけんかになることもありますが、8日間のキャンプが終わるころには、精神的に大きく成長した子どもの姿に変わっているのです。そしてそんな子どもたちが、大学生になるとヘルパーとしてキャンプを企画し、ヤングホークスは年々引き継がれています。

ヤングホークスのキャンプには、子どもたちの自立を促すためにさまざまな工夫をしています。まず、毎日午前中に行う糖尿病教室では、2回目以上の参加の中学生、高校生が、年下の子どもたちの糖尿病教室の講師をします。講師になった中学生や高校生は、キャンプ前からその準備をしなければいけませんし、そこで初めて自分から糖尿病の勉強をした、という子もいます。子どもたちは自分で絵を描いたり、インターネットで検索したりして、上手に資料の準備をします。どうしたら良いか分からないときは大学生のヘルパーに相談したり、我々医師に助けの手を求めてくるときもありますが、キャンプではその責任を果たしています。

キャンプ中は、子どもたちとヘルパーは6つのグループに分けられます。一つのグループは、年齢の違った子どもで構成し、年上の子どもは年下の子どもたちの面倒をみるという縦社会を作ります。中高生も、大学生のヘルパーに相談したりと、兄弟が少ない現代では、めったにできない経験をすることができますし、この関係はキャンプが終わったあとも続きます。子どもたちは、悩みごとや相談ごとがあると、大学生のヘルパーやOBに連絡をします。そんな家族のような関係が続くのもヤングホークスの魅力だと思います。

患者として参加、そしてヘルパー、医師として参加

私は糖尿病を発症して、1年くらい病気になった自分を受け入れることができませんでした。高校生になって、主治医から半ば強制的にサマーキャンプ参加を勧められ渋々参加しました。するとそこには

今まで知らなかった世界があったのです。底抜けに明るい子供たち、無駄に騒ぐ（？）ヘルパー、そして病院とは全く違った姿のドクターがいました。日中は楽しい行事が目白押しでしたが、夜になるとTGで自分たちの悩みを話し合いました。同じ病気の仲間だからこそ打ち明けられる、分かり合える、そして励ましあえたのだと思います。TGのときにヘルパーから言われた言葉があります。

「君たちはこれから大人になり社会に出て行く。社会に出たら糖尿病のことを理解してくれない人がほとんどだ。糖尿病のために辛い思いをし、いろいろな壁にぶつかるだろう。そんなときにその壁を乗り越えられるだけの強さを持ちなさい」

楽しくもあり辛くもあり、とても考えさせられる体験でした。サマーキャンプに参加したことで、自分自身を見つめることができ、「糖尿病を持つ人生」を受け入れられるようになったのだと思います。

医学部の学生のころは、4年間ヘルパーとしてキャ

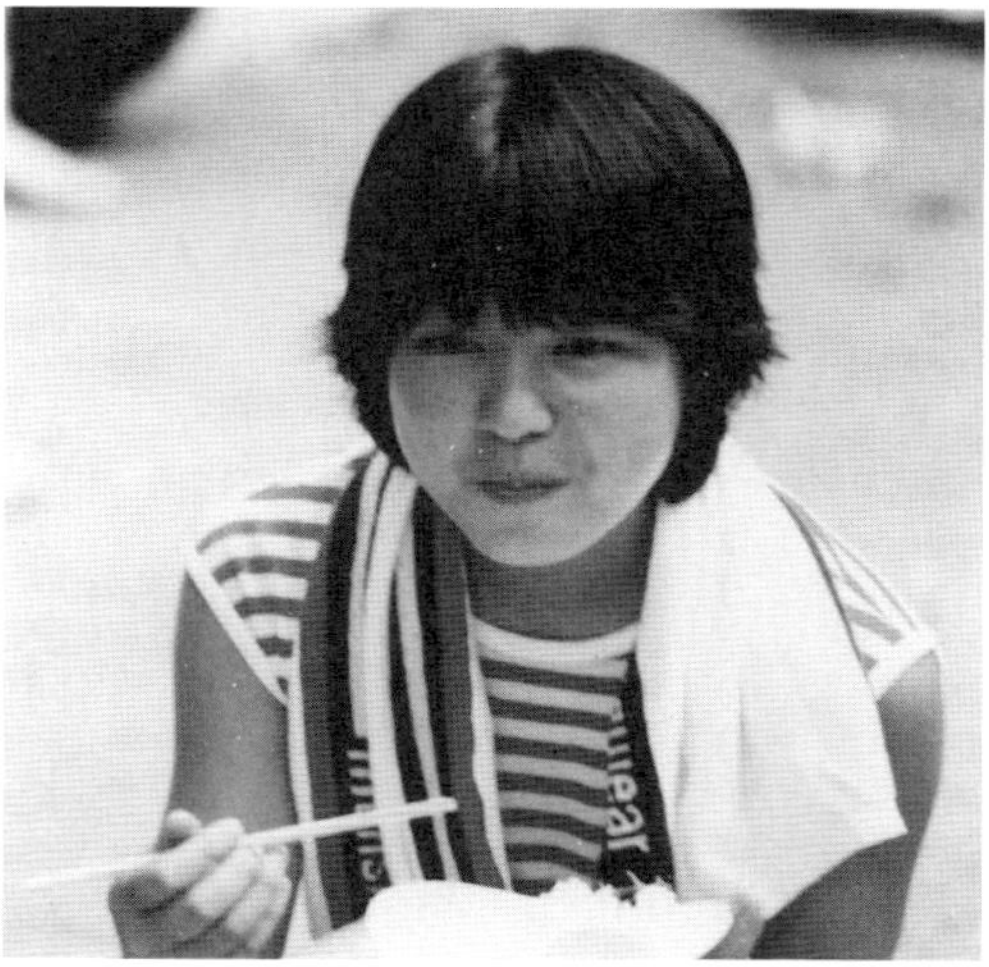

サマーキャンプ（16歳、1979年）

ンプを企画、運営しました。キャンプ前の3カ月間前から2週ごとの日曜日にミーティングがありキャンプの準備をします。ミーティング以外にも、ヘルパーの仲間で集まってリハーサルと称した合宿をしたり、大変な中にも楽しい思い出もたくさんありました。キャンプ中は、子どもたちが寝静まったあとに話し合いや翌日の行事の準備などで毎日2~3時間の睡眠時間でしたが、キャンプに参加した子どもたちが、「楽しかった。なんでも話せる友達ができた。来年も参加したい」という声を聞くと、とても嬉しかったです。

ヘルパーのなかには、毎年数人1型糖尿病をもった大学生がいます。子どものころから患者として参加して、大学生になってヘルパーをすることが多いですが、高校生や大学生で糖尿病を発症して初めてキャンプに参加する子もいます。大学生の時期にヘルパーをすることはとてもよい経験になると思います。

私はヘルパーとして参加したことで、キャンプは医師や栄養士、学生ボランティアたちの熱い情熱によってなされていることを知りました。自分たちが大きくなれたのは、このような方々のおかげなのだと感謝の気持ちを抱きました。また、子どもたちは同じ病気をもった先輩がキャンプの運営をしている姿を見て、「僕も大学生になったらヘルパーしたい」と憧れをもつようになります。そこには「ロールモデル」が存在するのです。これまで、血糖コントロールがいい加減だった学生には自律心が芽生えます。実際私もそうでした。ヘルパーをしたことで自立と自律を芽生えさせてくれたのだと思います。この学生時代の経験は、その後の私の人生に大きな糧となりました。

医師になってからは毎年医療班で参加しています。8日間のキャンプでは子供たちと一緒に遊んで、勉強して、楽しんで、子どもたちからたくさんの元気をもらっています。毎年心も体も着実に成長していく姿を見るのがとても楽しみです。

　幼稚園のころから参加していた子どもが、大学生となりキャンプのリーダーとして成長した姿を見ると、喜びと安堵感を覚えます。

　こうして続いたヤングホークスも今年で50周年となりました。

　平田幸正先生、仲村吉弘先生は、ずっと天国から見守ってくださっていると思います。

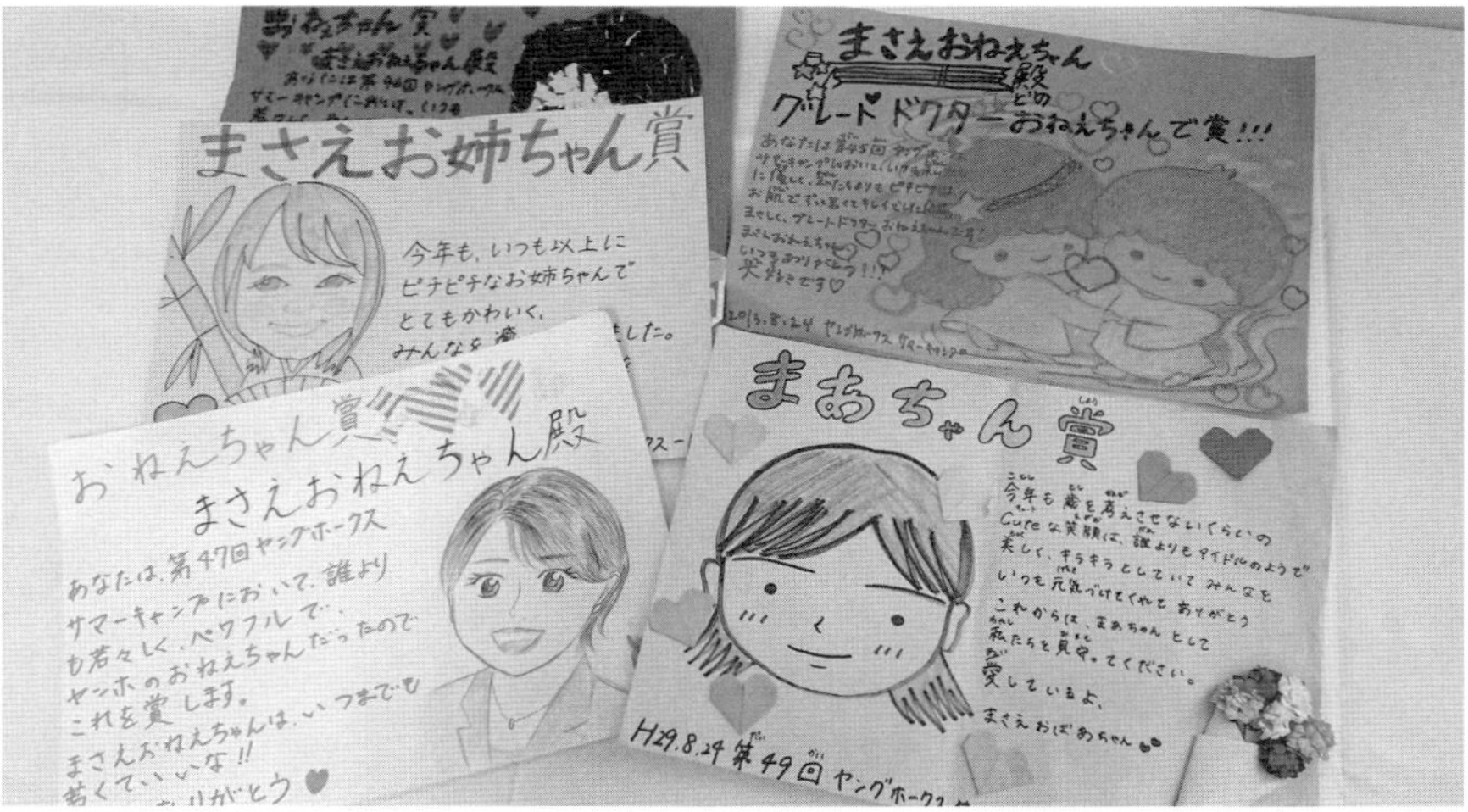
まさえお姉ちゃん賞
今年も、いつも以上に
ピチピチなお姉ちゃんで
とてもかわいく、
まさえおねえちゃん殿
グレートドクターおねえちゃんで賞!!!
まあちゃん賞
おねえちゃん賞
まさえおねえちゃん殿
あなたは、第47回ヤングホークス
サマーキャンプにおいて、誰より
も若々しく、パワフルで、
ヤンホのおねえちゃんだったので
これを賞します。
まさえおねえちゃんは、いつまでも
若くていてな!!
まさえおばあちゃん
H29.8.24 第49回 ヤングホークス
キャンプ終了時に毎年子どもたちからごほうび（表彰状）をもらっています。ヘルパーや子どもたちからは、一昨年まで「まさえねーちゃん」と言われて（言わせて）いました。昨年から「まあちゃん」になりました。

サマーキャンプで生きる力を

サマーキャンプ・ヘルパー（大学生）　堀川《ほりかわ》さくら

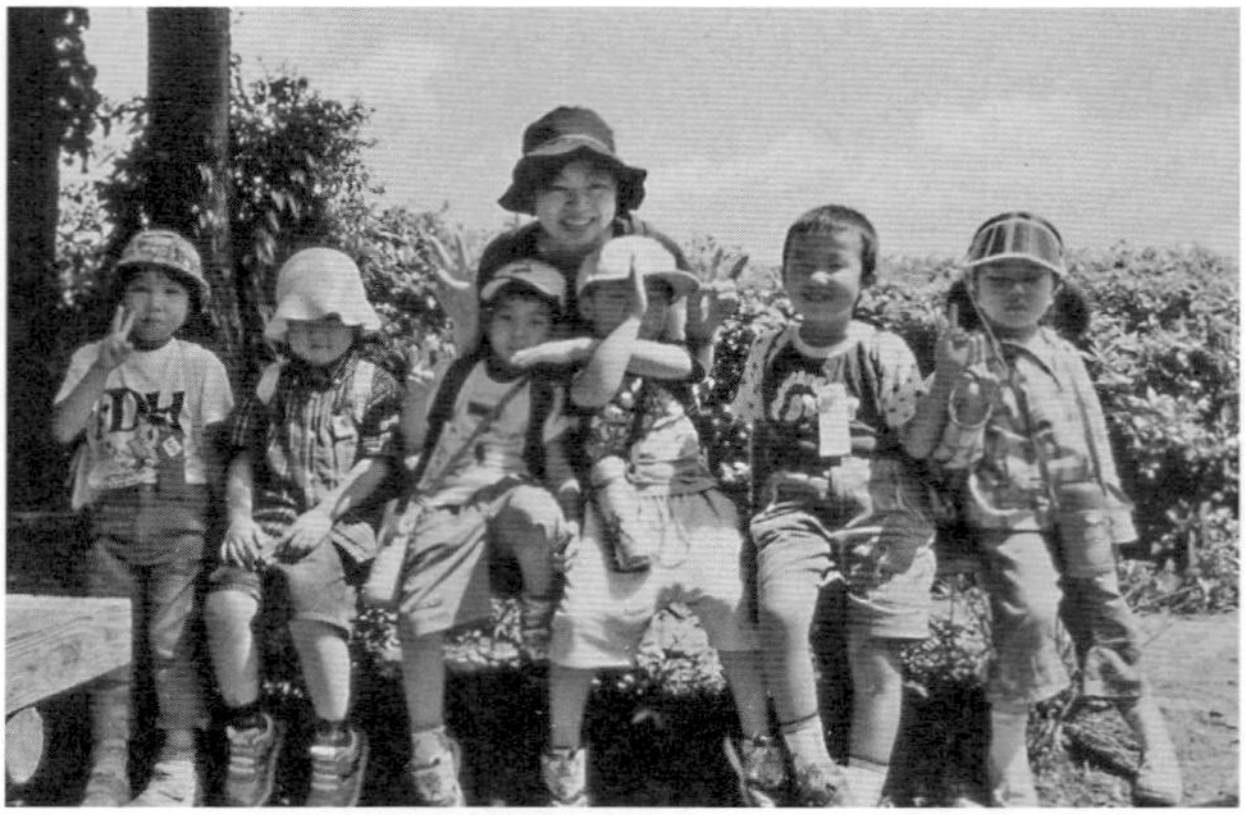

サマーキャンプ。南先生と古処山《こしょさん》（福岡県）登山。頂上にて。左から３番目がいまのヘルパー・リーダーのあきとしくん。左端が私です（5 歳、2001 年）

私が1型糖尿病を発症したのは、生後11か月のことでした。毎日血糖値を測定し、注射をうつということが、幼いころからの習慣となり、生活の一部となりました。

福岡のサマーキャンプには、４歳から11歳まで参加しました。そして、大学1年生からの3年間はヘルパーとして参加しました。キャンプは7泊8日で行われます。運動会や山登り、キャンプファイヤーなどさまざまな行事が毎日あり、私にとって夏の大イベントとなっています。

行事のなかに、同じ年代の子どもでグループをつくり、病気のことや悩みを相談したり、意見を交わし合うTGという時間があります。同じ病気であるからこそ、本音で共感でき、自分だけではない、ひとりではない、という安心感をもつことができ、また新たなことに挑戦していこうと

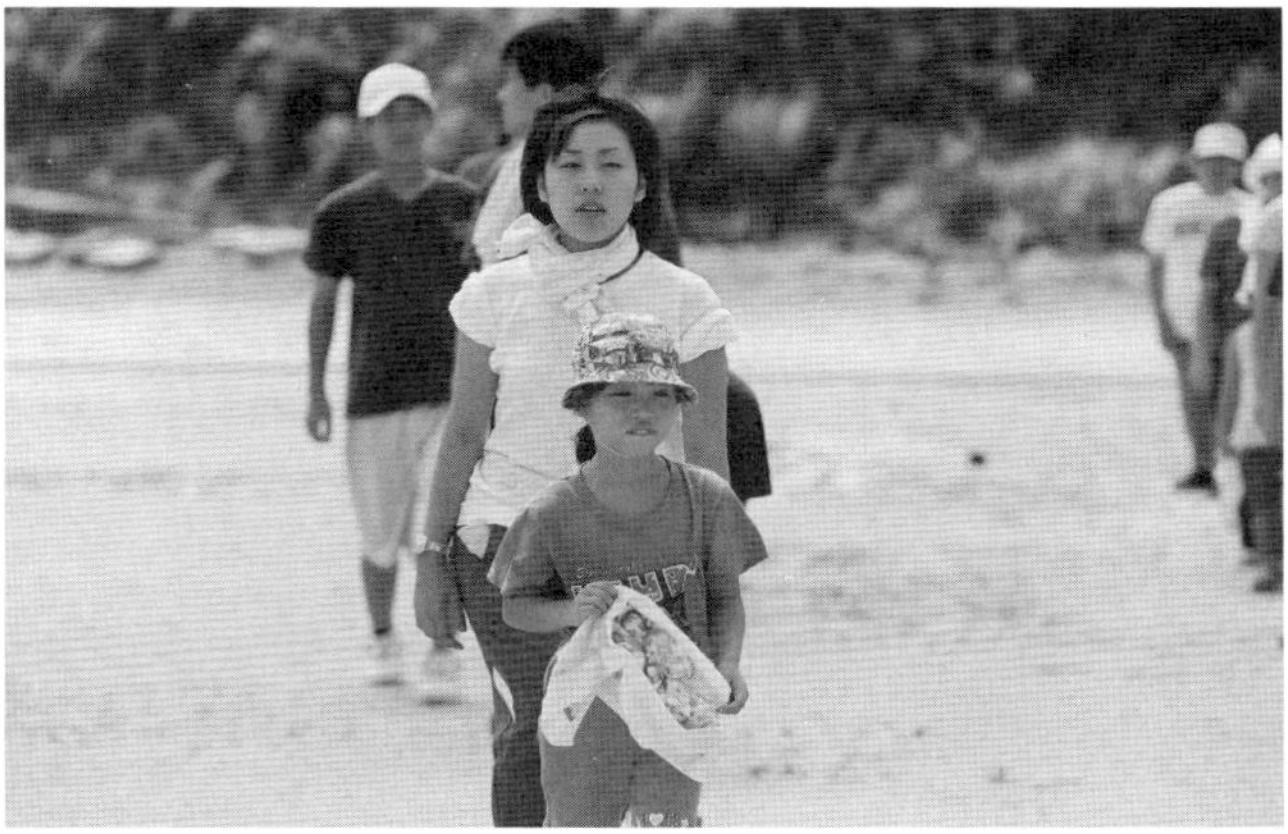

サマーキャンプ（6歳、2002年）

いう勇気や刺激をもらいました。

普段はあまり出会うことのない同じ病気の仲間です。しかし、キャンプ中はヘルパー、ドクターの方々と関わり、自分のことは自分でやるという自立心を育てていったり、ときには年下の子どもの面倒をみたりとさまざまなことを経験します。この約1週間の共同生活が自信となって、キャンプを終えて山を下り、久しぶりに両親と会うときには、なんだか自分が少し大人になったようで、誇らしく思えた気がしました。

またヘルパーとして活動するなかで、保護者の皆さまと関わる機会もたくさんあります。キャンプが終わり、保護者の皆さまが子どもを迎えに来られた際には、1週間も家族と離れて過ごすことができたわが子のたくましさを感じて、涙ぐむ方もいらっしゃいました。だれもがわかる成長や、親だからこそわかる成長を感じることができ、保護者の皆さんと私たちヘルパーは、ともに子どもたちの成長に感動させられています。

キャンプの参加によって、1型糖尿病について考え、そ

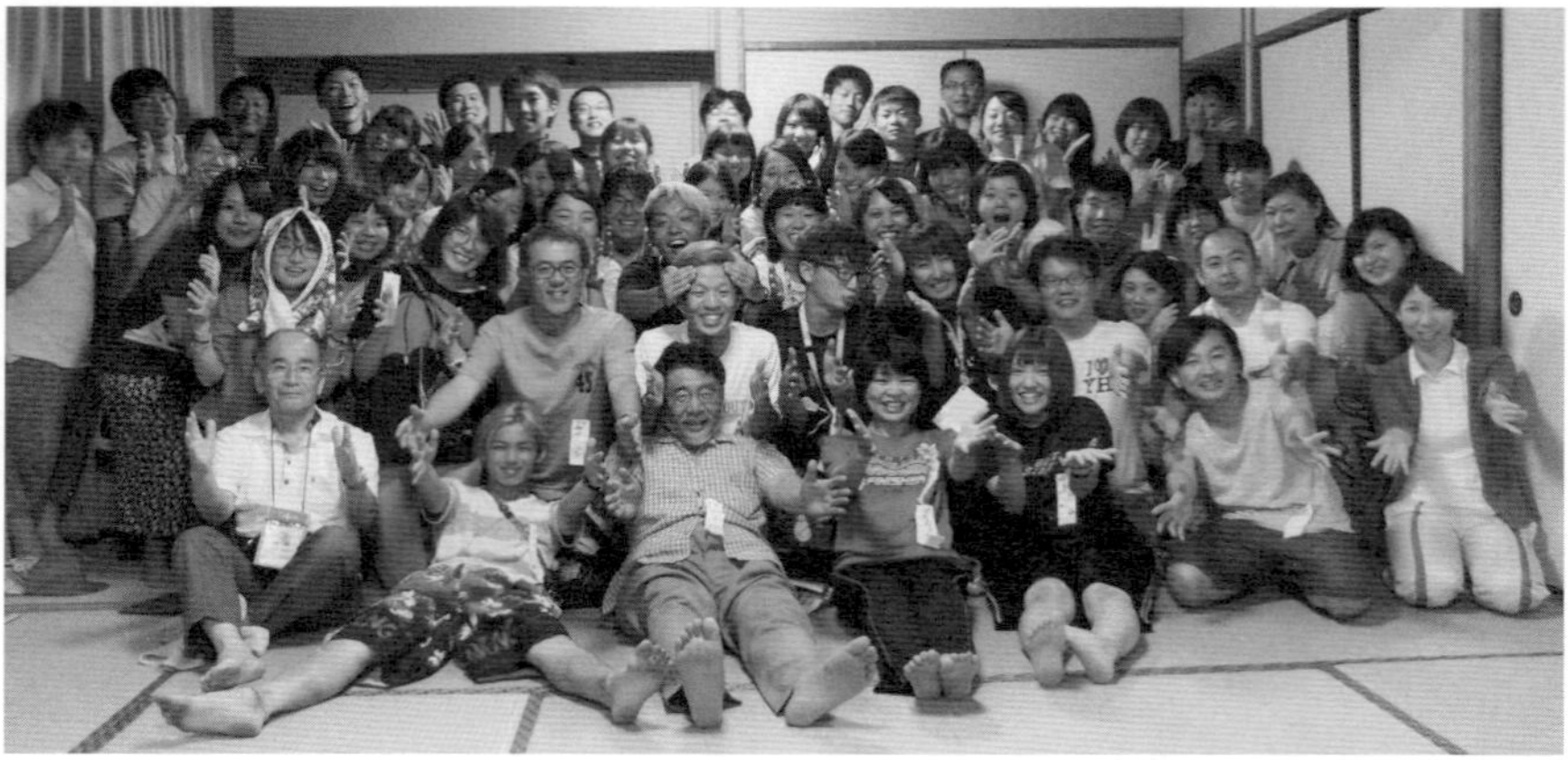

サマーキャンプ（ドクターとヘルパー）。前列左から田中弘吉先生、吉原彰俊君（ヘルパー・リーダー。前々頁のあきとしくん）、岡田朗先生（責任者）、南昌江先生、そして私（2017年8月）です。

の病気を理解することができますが、キャンプの意義はそれだけではありません。糖尿病の患者である前に、人間として当たり前のことができるようになること。他者との接し方、挨拶、会話を学ぶことも大切です。1型糖尿病とともに生活していくなかで、逆境に打ち勝つ心をもつことも重要です。これらを学びそして実践することができるようになります。

キャンプ生活で学んだ多くのことは、すぐに、あるいは将来に必ず活かせるはずです。私自身も、これからもキャンプへの参加を通じて、巡り会えたたくさんの仲間との縁に感謝しながら、キャンプで学んだことを生きる力に変えていきたいと思っています。

「親戚のおいちゃん」みたいな人

サマーキャンプ・元ヘルパー　溝上澄生《みぞかみすみお》

子どもたちの「先駆者」として

私は盲学校の教員として四半世紀にわたり、視覚障がい者の長距離走の伴走を行ってきた。始めた当時は、視覚障がい者がマラソンを行うなど、考えられなかった時代であった。何年かするうち、話を聞きつけた一人の社会人の視覚障がい者（全盲・女性）が、「自分の伴走をお願いできないだろうか」とお見えになった。

「私はかまいませんが、あなたが市民ランナーとして一般のレースに出るということで、心ない発言をされたり、イヤな思いをすることが必ずありますよ。それでもいいですか?」と申し上げると、彼女は「私の後輩たちの道が開けるなら、私はかまいません」ときっぱりおっしゃいました。以来、彼女は、5km、10km、ハーフ、フルマラソンと走る距離を伸ばしていき、さらにはトライアスロンへと挑戦して行きました。

そんな先達の努力や思いが、2016年リオパラリンピックでマラソン銀メダリストに輝いた道下美里《みちしたみさと》さんたちの輩出へとつながっている。いまや障がいのある人たちによるマラソン大会への参加は、当たり前のように広がっている。

なぜ、このようなことを最初に書いたかと言えば、南昌江さんが、「私の後輩たちの道が開けるなら」と答えた全盲の彼女と、「先駆者」という存在として重なるからである（私が南昌江さんと彼女を呼んだことは、実はいままで一度もないのだが……）。

本書に記されているように、その「先駆者」としての道は決して平坦ではなかったと思われる。しかしながら、それをおくびにも出さず、飄々《ひょうひょう》として先を歩んできた。そして、彼女の姿に励まされるように、多くの「子どもたち」が、多様な生き方を可能にしながらその後に続いた。

もちろん、自分の前に、道を切り開いてくれた、多くの1型糖尿病を生きる先駆者がいたこと、公私ともに恩師である平田幸正先生、仲村吉弘先生、飯田英紀先生、そして、様々な形で支援してくれたご両親やご家族の存在を、彼女は決して忘れてはいない。

子どもたちの「伴走者」として

視覚障がい者の「伴走者」の仕事は、「助力」を決して与えてはならない。障がいによって奪われたものの支援を行うこと、たとえば、次のようなことである。

「もうすぐ右に曲がります」「のぼりになります」と道路に関する情報を伝える。

「もうすぐ給水ポイントです。水がいりますか？ バナナはどうですか？」とコップや補給食を渡す。

「子どもが手を振って応援してます」「○○が見えてきました」と周りの情報を伝える。

「このペースでいいですか？」「きついですね、でも頑張りましょうね」と相手の状況や気持ちへの支援を行うことである。

実は、今回の執筆で、自分が視覚障がい者の「伴走者」としてよりも、1型糖尿病の「子どもたち」

の「伴走者」としての経歴が、はるかに長いことに気がついた。

１９７６年（昭和51年）に「福岡ヤングホークスサマーキャンプ」にはじめて参加して以来、40年以上にわたって、さまざまな形で「子どもたち」と関わってきた。

当時の子どもたちは、「糖尿病のコントロール」を医学的に実践していくことの他に、糖尿病を抱えながら（当時の感覚はそうであったと思う）、「学校生活」、「友だち」、「家族」という現実を生き、そして、「就職」、「結婚」、「妊娠」、「出産」という未来に対して確たる「光」を見いだすことはできなかった。20年先、30年先の自分を想像することも難しかった。なぜなら、子どもたちの「先を歩む人」がいなかったからである。

子どもたちは、誰にもその思いを伝えることもできず、一人ですべてを「抱え込んでいた」。それを解き放ってくれたのが、サマーキャンプでのさまざまな出会いであり、とりわけ同世代だけで語り合うＴＧ（Talking Group）だった気がする。

それまで抱え込んでいた思いを、一人が語ると、堰（せき）を切ったかのように、周りの子どもたちも自分の思いを語り出す。そして、自分一人だけではなかったこと、語れる仲間がいたことに気づいていった。そのことは、「就寝後のこそこそ話」になり、「１週間のキャンプ」から「３５８日間のキャンプ」（「やすらぎ荘」を下りてからも３５８日キャンプは続く）へと変わり、子どもたちが日常的に結び合うようになっていった。そして、南昌江さんもそんな環境のなかで育っていった。

ヘルパーである私たちは、キャンプ中も、キャンプが終わったあとも、糖尿病患者でも、医療関係者でもなく、まさに「伴走者」として、一緒に走ってきたように思う。

子どもたちに自分の意見を言ったり、ときにはあえて苦言や異論を述べ、「壁《かべ》」となって立ちはだかることもあった。そこには、「伴走者」としてのモデルである、仲村吉弘先生の存在があった。

そして、それは、いまも続いている。

突如として、「子ども」から電話がかかってくる、「どうしたらいい?」

糖尿病を「抱えながら」ではなく、糖尿病「ともに」生きている、大人になった「子どもたち」からの相談である。

糖尿病「ともに」生きる

どんなに長い間音信が途絶えていても、どんなに距離が離れていても、ヒョイと時間や空間を飛び超えて、話ができる不思議。なにより「糖尿病」であることを、なんのためらいもなく語れる、笑える、怒れる関係がいまでもある不思議。

親子とも違う、さりとて、きょうだいとも違う。南昌江さんは、私とのこの不思議な関係を、「ちっちゃいころからお世話になっている、親戚のおいちゃんみたいな人です」と紹介したことがあった。「なるほど、うまい!」と内心思った。

いま、1型糖尿病をめぐる状況は、昔では考えられないほど大きく変わった。

しかし、いまを生きる大人となった「子どもたち」は、「社会人」として、「妻」として、「夫」として、「母」として、「父」として、いままで誰も生きたことのない、通ったことのない道を歩み続けている。大きく違うのは、「なかま」がいるということである。

まさに、南昌江さんをはじめとするいまを生きる大人の「子どもたち」は、「先駆者」である。そして、私は、いつまでもその「伴走者」でありたいと思っている。

第4章●マラソン

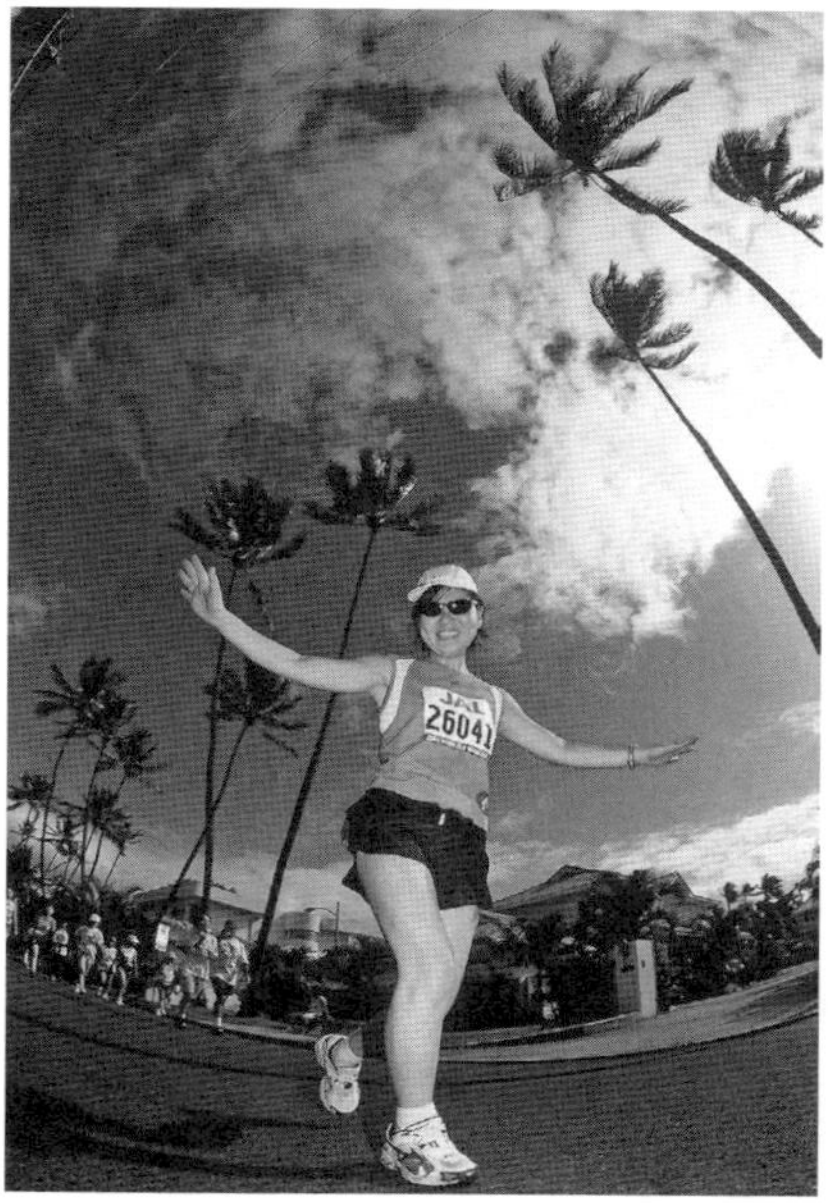

はじめてのホノルルマラソン（2002年）

フルマラソン17年目

この20年で、私の人生に最も影響を与えてくれ、人生を豊かにしてくれたものは、マラソンです。

走ること

中学や高校の体育の授業で「持久走」がありましたが、もっともイヤな種目でした。バスケットをしていましたので、走ることは嫌いではなかったものの、「持久走」は面白みもなく、ただただ苦しいだけでした。

大学に入ってバドミントンのサークルに入りましたが、右手首に腱鞘炎を起こし、しばらくラケットを振ることができない時期がありました。サークルに行ってもラケットを振ることができないので、ただ黙々と一人で体育館の周囲を走っていました。なんとなくつらかった思い出がありますが、走っていればそのつらさを忘れることができました。

仕事をはじめるようになって、ストレスを感じたり、落ち込んだり、悩みを抱えてしまったとき、自然と「走る」ようになっていました。「走ること」は、私なりのストレス解消法になっていました。

走ることが楽しみに

医師になって3年目にC型肝炎を患い、東京から福岡に戻ってインターフェロンの治療を受けました。

その間、運動はまったくできず、3年かかって完治したとき、体力がかなり落ちていることに気がつきました。「これではいけない！」と思ってウォーキングをはじめましたが、そのうち少しずつなんとなく走るようになりました。勤務先の福岡赤十字病院には駅伝部があり、入部して仕事の合間に走るようになりました。

健康維持も兼ねた、仲間と一緒に参加する部活がとても楽しく継続できていましたが、せいぜい5kmがやっとでした。フルマラソンに憧れる気持ちもわいてきましたが、インスリン治療をしている自分の身体には、5km程度がちょうど無理がなくよいだろうと思っていました。

患者さんに触発されて

開業したことによって、勤務医としての当直や緊急の夜間呼び出しから開放され、規則正しい生活を取り戻すことができました。体調も気分もとてもよくなりました。

そんなある日、熊本から14歳の中学生、1型糖尿病の男の子が来院されました。中学生と言っても大変小柄で、小学5年生くらいかなと思える背丈でした。お母さんがエアロビクスのインストラクターをされていた影響で、4歳のころからエアロビクスをしていました。家にあるスタジオで毎日激しいトレーニングを続けていました。

8歳のときに1型糖尿病になり、熊本の小児科に通院されていましたが、食事療法が厳格すぎたのか、とても少ないカロリー摂取量で指導されていました。担当医からエアロビクスのような激しい運動は賛成できない、とも言われていたようです。運動量の多い彼は、毎日ひもじい思いをしながら、懸命に身体を動かしていたようでした。

私は初診時の問診で、だいたいの状況を知ることができました。そして、まず申し上げたことは「1型糖尿病は、成長と活動量に見合った食事の質と量の摂取が必要です。激しい運動をしている大村君（viii頁参照）は、今のカロリーではあまりに少なすぎます。もっとしっかりと食べて、その分インスリンを補充していけば大丈夫です。低血糖さえ気をつければ、大いに食べて大いに激しい運動ができますよ」とお伝えしました。

お母様は、はじめて聞く話のようで、疑心暗鬼といった感じだったでしょうか。大村君はとっても嬉しそうな表情をしていました。

何回目かの通院で大村君は、「先生、エアロビクスで世界一をめざします！」と目を輝かせて宣言をしました。私はとても驚きました。「熊本一とか九州一ではなく世界一？」

彼の「世界一になりたい」という言葉に、私は大いに触発されました。糖尿病を発症した時代、「小児糖尿病の患者は、30歳くらいまでしか元気で生きられない」と言われていました。しかし、医療の進歩のおかげで、すでに元気で長生きできる時代になっています。

「まだまだ人生半分。こんなに元気なのだから、私もこれからいろいろなことに挑戦しよう」と、だんだんと思うようになっていきました。

「先生ならフルマラソン走れるよ！」

２００１年（平成13年）10月のことでした。札幌で講演をする機会があり、そのときにお会いした当時市立札幌病院の吉岡成人《よしおかなりひと》先生（現ＮＴＴ東日本札幌病院・院長）から、前年にホノルルマラソンに参加して、とても感動したお話をうかがいました。そして、おっしゃったのです。

「先生なら、きっとフルマラソン走れるよ」

開業するときとても不安でした。父から「糖尿病があってこれまでできなかったことは何かあるか？」と言われ、その言葉に背中を押されて、思い切って開業しました。

そのときのことを思い出しながら、「フルマラソン？　糖尿病の自分にできるだろうか？ 42㎞も走ることができるだろうか？ 途中低血糖になったらどうしたらいいだろうか」と否定的な言葉ばかりが浮かんできました。しかし、しばらくして、ふと、糖尿病である自分に知らないうちに限界を作っていたことに気がつきました。そしてそのとき、「これまで糖尿病でできなかったことはなにもなかった。よし次はフルマラソンに挑戦しよう！」と心に決めたのです。

血糖値を確認しながらのトレーニング

札幌から福岡に帰り、翌年の12月にあるホノルルマラソンに挑戦しよう！　と決心し、早速1年間の計画を立ててトレーニングを開始しました。一人で黙々と時間をつくって練習に励みました。

まずは、１か月間に１００㎞走行を目標にしました。1回10㎞程度にして、少しずつ走る距離を伸ばしていきました。11月に入って、１か月１５０㎞、そしてだんだんと週1回は20㎞を走るようにしました。

血糖値の変動を確認しながら、インスリンの調整と糖分の補給をトライ＆エラー、繰り返し試みました。その当時は、インスリンはNPHとRegularを使用していました。走る前の血糖値が200mg／dLくらいでも10km走ると低血糖になるので、その前に補食が必要であることがわかりました。また走る時間帯に効いているインスリンも、減量する必要があることもわかりました。血糖値だけでなく、走り終わったあとに乳酸値やケトン体なども自分でチェックしました。ケトン体はほとんど上昇せず、乳酸値は走り終わって1～2時間くらいで元の値に戻りました。こうして安全を確認しながら距離を伸ばしていくトレーニングをしました。

その頃、恩師である平田幸正先生は、東京女子医科大学の教授を退官され、福岡に戻っておられ、いくつかの病院の顧問をされていました。近くに住んでおられたので、ときどきご自宅を訪問していました。平田先生に、フルマラソンに挑戦する話をしたときに「あんまり無理をしなさんな。あなたが倒れたらどうするかね」とご心配いただきました。トレーニング時のデータなどをお話しして、「十分に注意しなさいよ」となんとかご理解いただくことができました。

緊張のなかでの悪夢

2002年（平成14年）12月8日、私にとって初フルマラソン、それも夢のホノルルマラソンの日がやってきました。母とクリニックの看護師の中間《なかま》貴子《たかこ》さん、熊本の1型糖尿病の大学生（T君）の4人で、はるばるホノルルまでやってきました。

前日の夜は興奮して眠れませんでした。それでもうとうとする時間があり、夢を見ていました。なんと、「直前にメディカルチェックがあり、インスリンをしていると参加できない」と言われたのです。

私は「嘘でしょ？　この日のために一所懸命に頑張ってきたんですよ」と何度も抗議しましたがダメでした。とっても悔しくて悲しい想いをしました。まさに悪夢でした。

目が覚めて母に話したら、「まあ、そう。めずらしく緊張してるんやねえ」と笑われました。

ホノルルマラソンは、１９７３年（昭和48年）12月に心臓病の医師ジャック・スキャッフ氏が「長距離をゆっくり走ることは、心臓病の予防と治療に非常に効果的である」という医学的な観点から、マラソン大会の開催を提唱しました。ですから、他のマラソン大会と違って制限時間はなく、自分のペースでゴールすることを目的としています。

私の見た悪夢のように「病気があるから」と制限されることは、まったくあり得ないことだったのです。

初めてのフルマラソン

スタートは早朝五時ですが、真夜中の3時ごろからスタート地点には世界各国から参加者が集まってきます。なかでも日本からの参加者が最も多く、半分以上は日本人でした。少し緊張気味の日本人に対して、地元ハワイの参加者はとても陽気です。スタートの花火がドンドン！　と何十発も上がり、まるでお祭りの始まりのようでした。

緊張のなか、血糖値は高めでスタートしました。はじめの10㎞くらいまではまだ暗いなかでしたので、ちょうどクリスマスのイルミネーションがあちらこちらにあり、とてもキレイで何度も立ち止まって写真を撮りました。ちょうど10㎞をすぎたあたりで、ダイアモンドヘッドの坂道があります。私のペースでは、ここはゆっくり走るか歩こうかと思いましたが、歩いている人もけっこういました。ここからは海が見えます。うっすらと明るくなり、しだいに朝日が昇ってきました。

反対側の車線には、すでに折り返し点を過ぎて、あと数kmでゴールという、トップランナーたちも見かけました。また、3kmごとにあるエイドステーションでは、たくさんの地元のボランティアの子どもたちや大人が、ランナーに水を提供しくれたり、「Good Job!」と励ましてくれたりしました。

人生で一番感動した瞬間

私は、自分がこうして憧れのホノルルマラソンで走っていること、夢を見ているのではないかと思うほどに幸せな気持ちでした。しかし、ハーフを過ぎたころから、南国の太陽が照りつけてきます。足もだんだんと重くなってきました。低血糖を起こさないように、途中で何度かブドウ糖を含んだゼリーを食べました。30kmを過ぎると周囲の人も歩いたり、走ったりが目立ってきます。

あと10km、あと5km、あと3kmと次第にゴールが近づいてくると、それまでとても辛かったのですが、次第に興奮してきました。糖尿病を発症して経験したつらい思いが、走馬灯のように頭のなかを流れました。そして最後のFinishの旗が見えたときには、空を見上げて天国の父に「お父さん、やったよ!」と伝えました。

同時に、これまでお世話になった先生方や友人、家族に感謝の気持ちでいっぱいになり、涙があふれてきました。ゴールしたときは、それまでの人生で一番感動した瞬間でした。「生きてきて良かった!」という思いと、「糖尿病でも、インスリンをしながらでもフルマラソンを完走できる。こんなに元気な

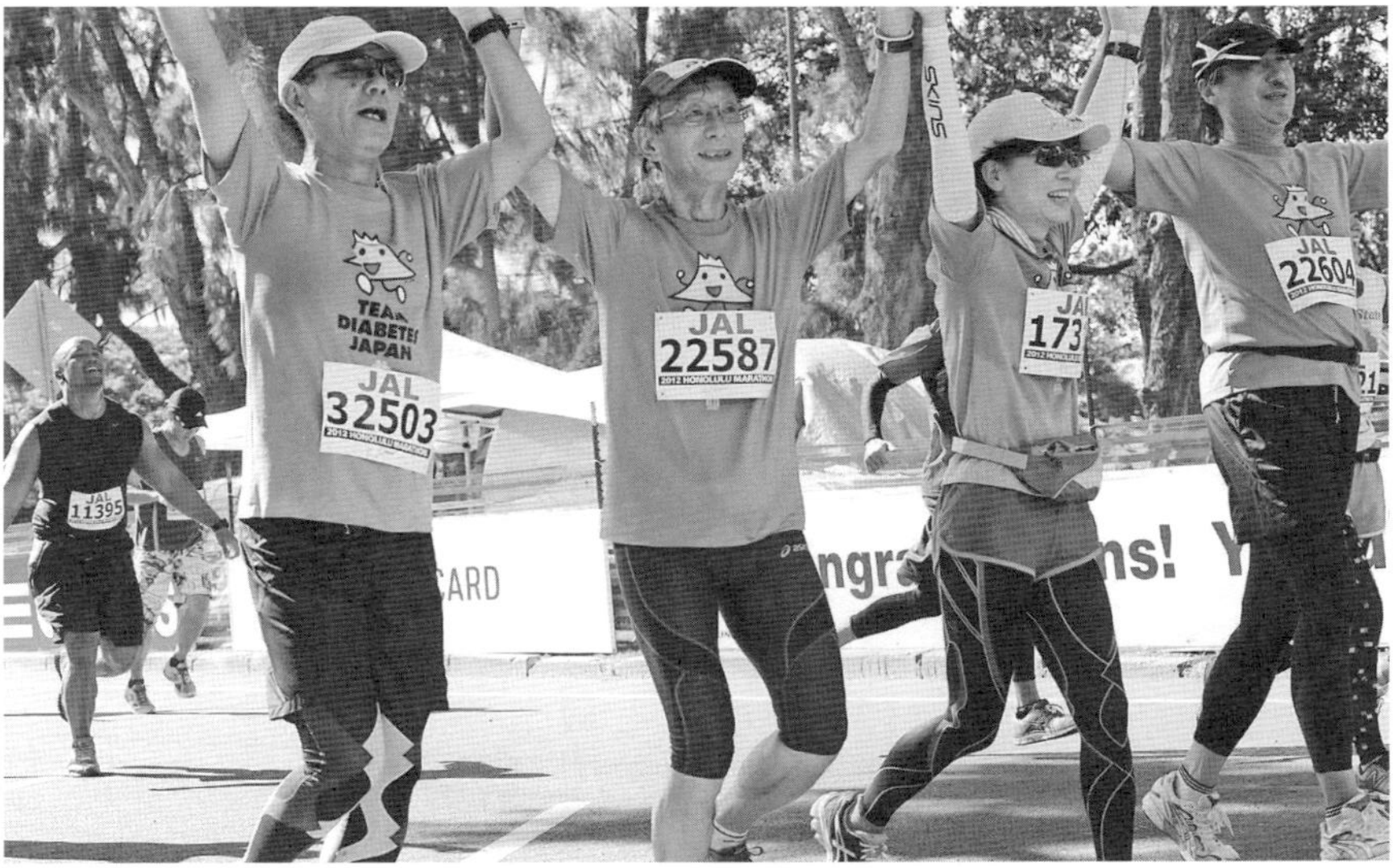

ホノルルマラソン、3人の先生（菊池信行先生、増田光男先生、吉岡成人先生）とゴール（2012年）

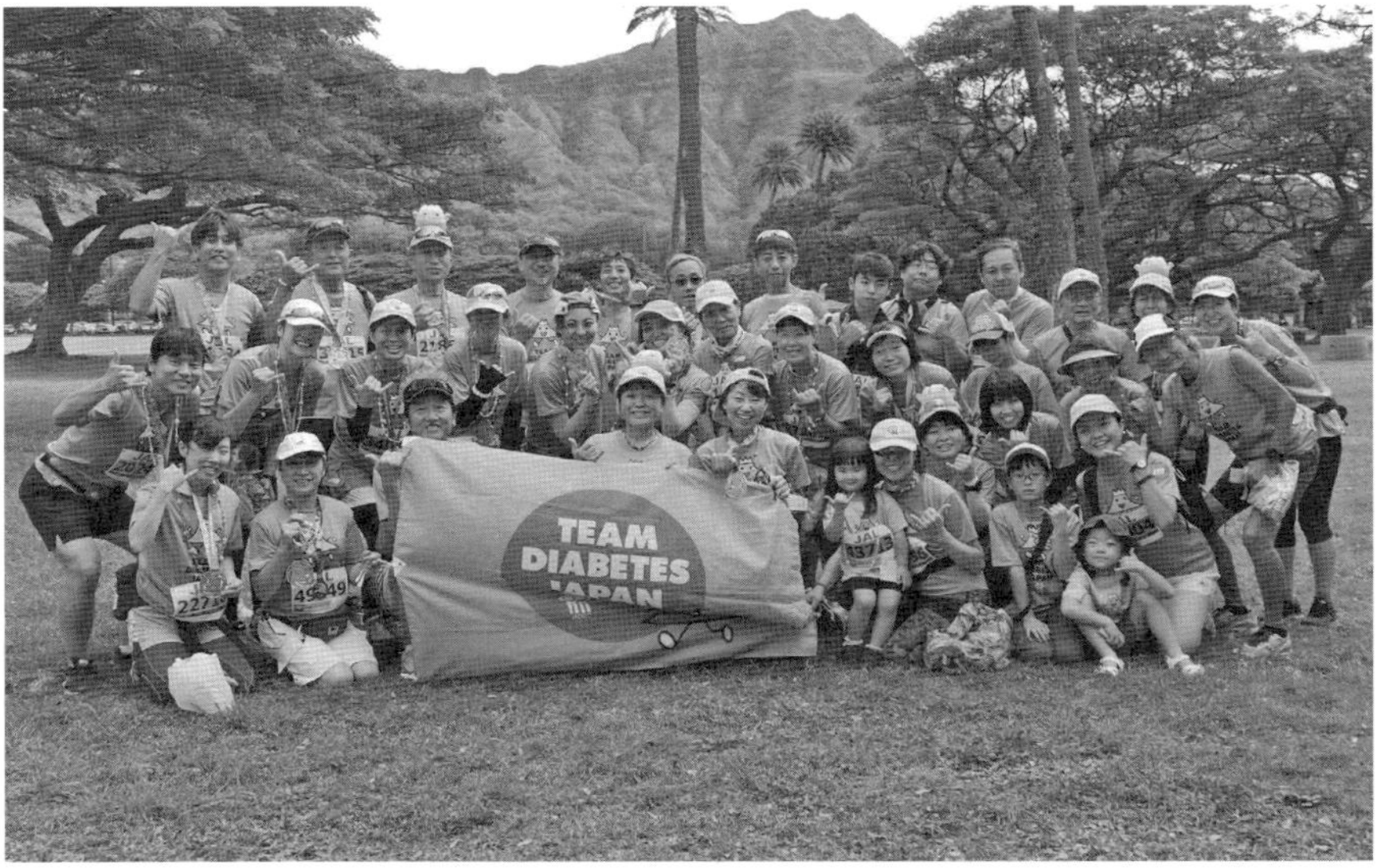

ホノルルマラソン、ゴール後の集合写真（2017年）

のだから、まだまだ長い人生、これから何かに挑戦できる！」と自分の体力や精神力に自信をもつことができました。２００２年12月のことでした。そしてこの経験が、私が現在のクリニックを建てる原動力となったのです。

成功体験を積み重ねること

この感動を1回だけで終わらせるのはもったいない、と思い来年もまた挑戦しよう！　今年よりも少しでも早いタイムで完走しよう。と心に決めました。

それから毎年ホノルルマラソンに挑戦することが私の楽しみにもなりました。同時に、この感動を同じ糖尿病の患者さんにも是非味わっていただきたい、と思うようになりました。

糖尿病を持って生きていくことは、糖尿病がない人にはわからない苦労やつらさがあります。なにかしらの成功体験をすること、それを積み重ねていくことは、自分の自信になり、とても大切なことだと思うのです。

1回目は4人での参加でしたが、だんだん一緒に参加する人も増えてきました。1型糖尿病の患者さんで「フルマラソンに挑戦したい」と言われる方も少しずつ増えてきました。

ホノルルマラソン当日には、「レースディウォーク」という、10kmのウォーキングも開催されます。高齢の患者さんや私の母は、毎年この10kmウォークに参加していました。

母も毎年私と一緒にホノルルに行くことが楽しみになっていたようです。

3回目のときに、〝Team Diabetes Canada〟という、カナダの糖尿病チームが１００人以上で参加していました。これをみた私の患者さんから「先生、カナダに糖尿病のチームがあるのなら、日本にあってもおかしくですよね」と言われました。

Team Diabetes Japan の設立

この一言にヒントを得て、“Team Diabetes Japan”を発案しました。

「糖尿病があっても、できないことはなにもない。No Limit！」の理念の下に設立し、賛同してくださる先生方や医療関係者の方々も増えてきました。継続してきた結果だと思われますが、２００７年に日本糖尿病協会のチームとして承認していただきました。２００８年からは、チームの活動として、10月に東京（北千住）で開催される「タートルマラソン」が加わりました。この大会は、神奈川県の新井《あらい》桂子《けいこ》先生を中心に、関東地区の患者さんや医療関係者が参加されています。また、個人参加でも多くのTeam Diabetes Japan（ＴＤＪ）のメンバーが日本、世界各地のマラソン大会にＴＤＪのＴシャツを着て出場しています。

１型糖尿病の患者さんであっても、フルマラソンや、それ以上の過酷なスポーツに挑戦される方も増えてきています。２０１４年には、月刊誌『ランナーズ』（株式会社アールビーズ）が主催している「ランナーズ賞」の団体賞を受賞することができました。多くの方々に支えられ、協力していただき、この賞を受賞することができたのだと感謝の気持ちでいっぱいでした。

マラソンと人生

今日までにフルマラソンを16年間で22回完走しました。

毎年12月のホノルルマラソンは、16年連続で完走しています。ホノルルマラソンを完走したあとは、いつも「この一年も元気で過ごすことができてよかった」と感謝の気持ちでいっぱいになります。

マラソンを始めたときは、こんなに長く続けることができるとは思っていませんでした。

完走したときの感動と、仲間が増えた楽しさで、継続できているのだと思います。いまでは週3～4回の早朝ランニングが習慣になりました。これも一緒に走ってくれる仲間がいるおかげです。

マラソンは、よく人生にたとえられます。苦しいときもあれば、調子がよいときもあります。はじめに調子がよいからといって、ペースを上げすぎると、あとで苦しくなります。自分の体力、能力をしっかり把握して、自分のペースで最後まで走りきることが大切です。

フルマラソンでは、後半に苦しくなるときが必ずあり、あきらめようかという気持ちになることもありますが、それでも、ゴールした瞬間にやっぱり、次も挑戦したくなるのです。体力と気力がある限り、続けていきたいと思っています。

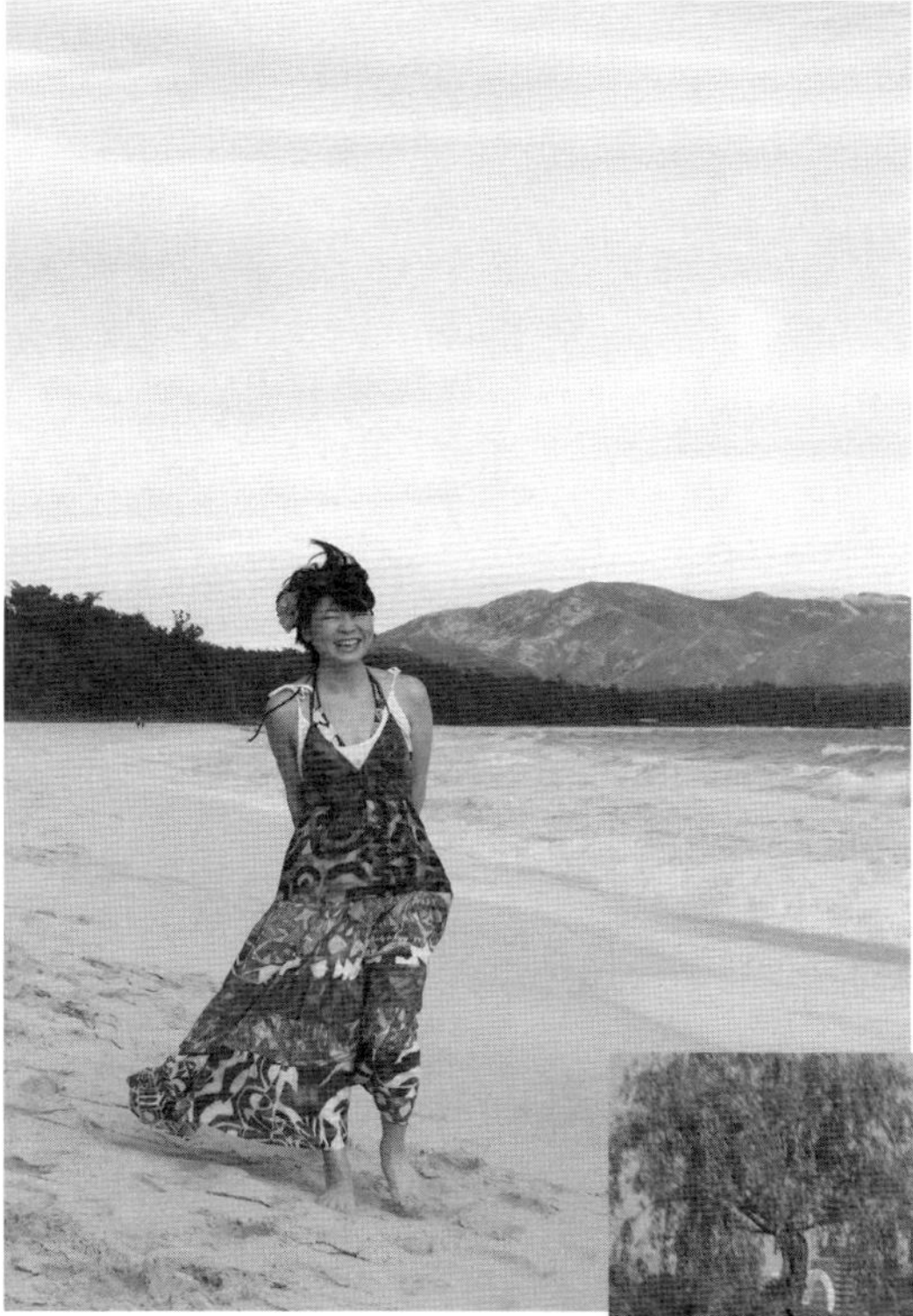

ハワイ・オアフ島，ワイマナロビーチにて（2014年）

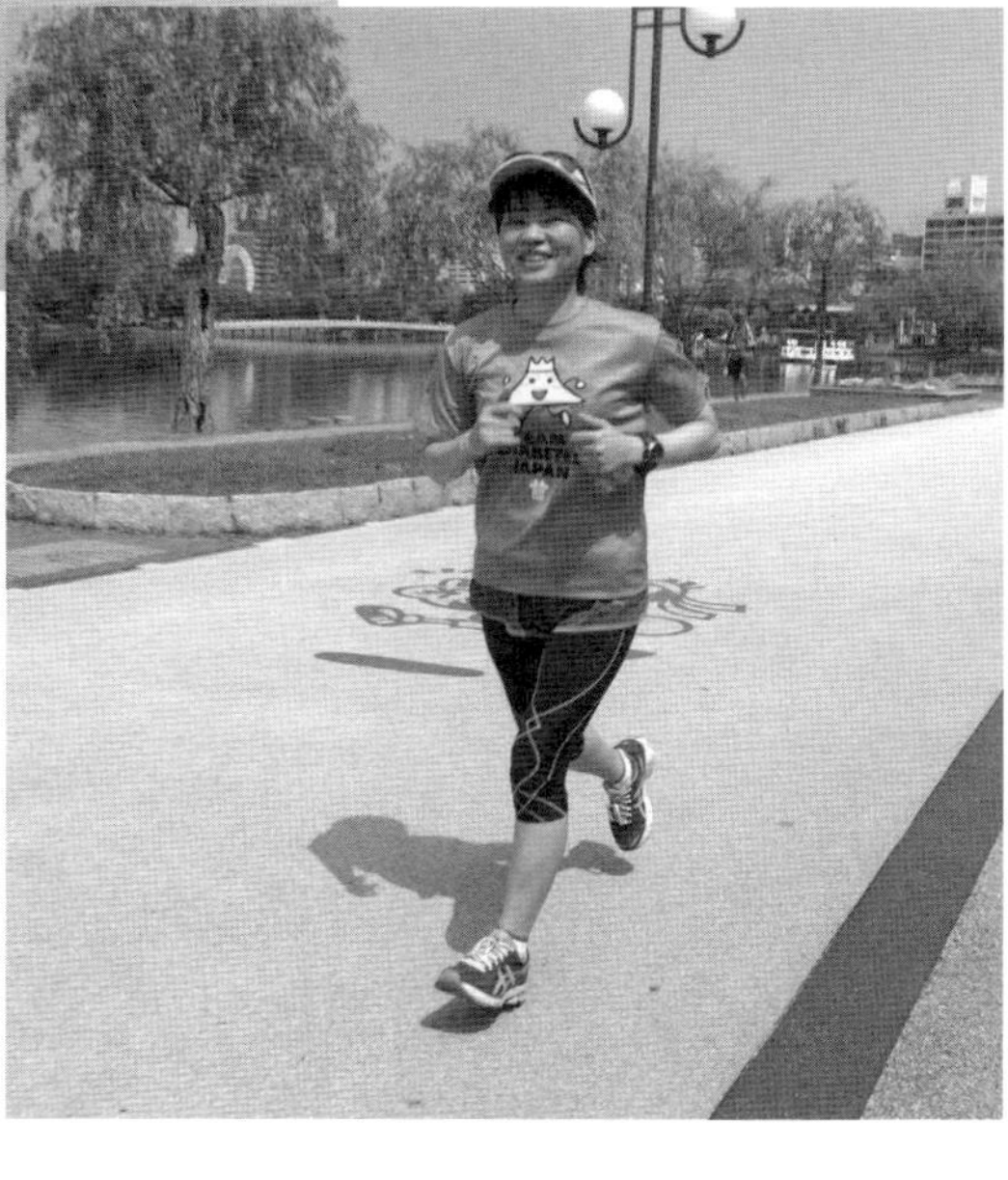

大濠《おおほり》公園でランニング練習（2016年）

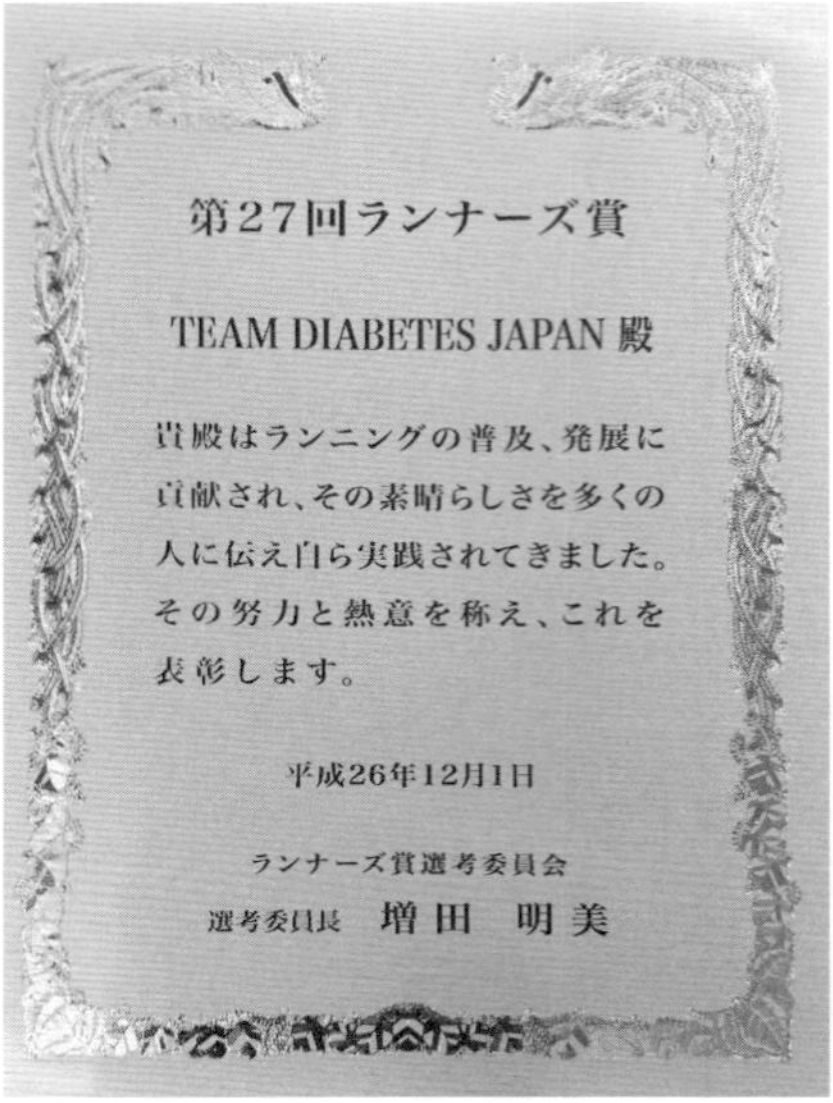

増田明美さんから頂いた「ランナーズ賞」（2014 年）

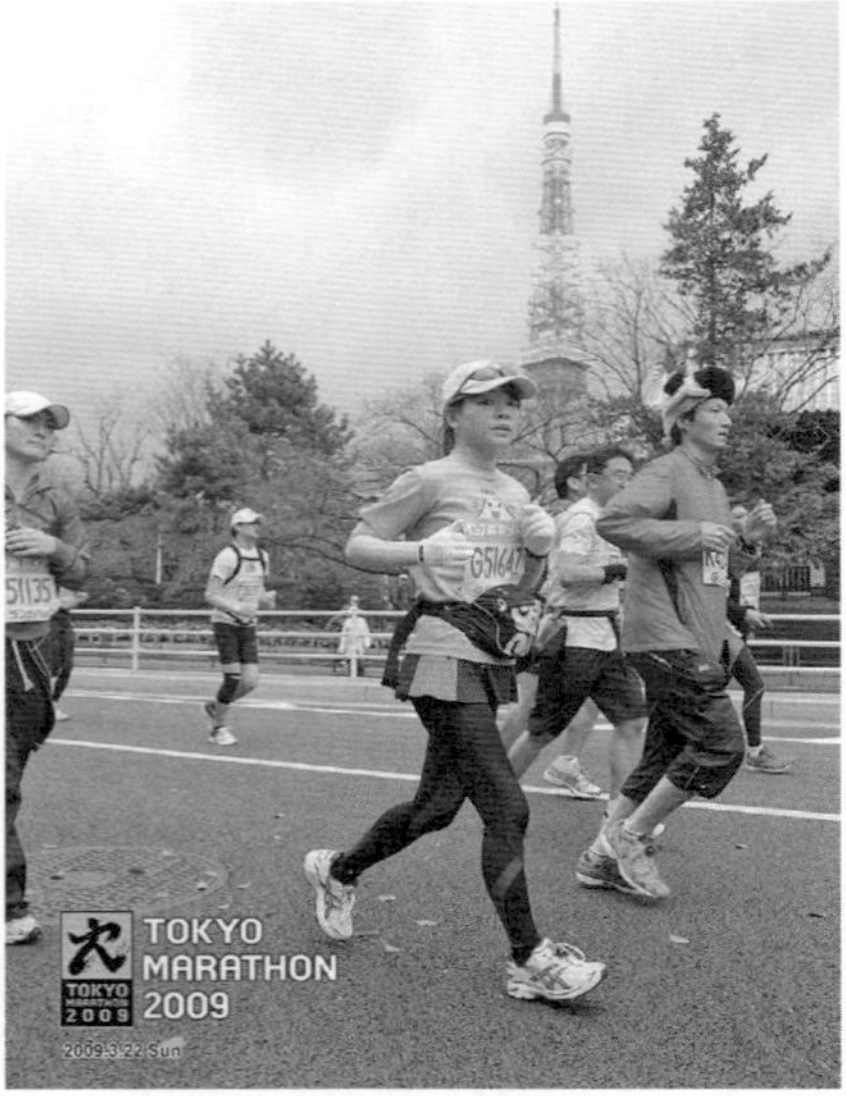

東京マラソンに初参加（2009 年）

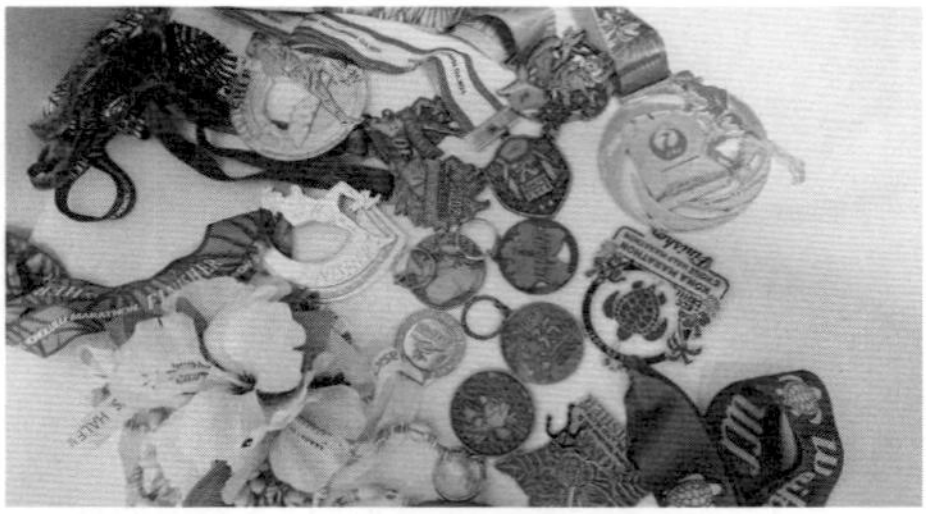

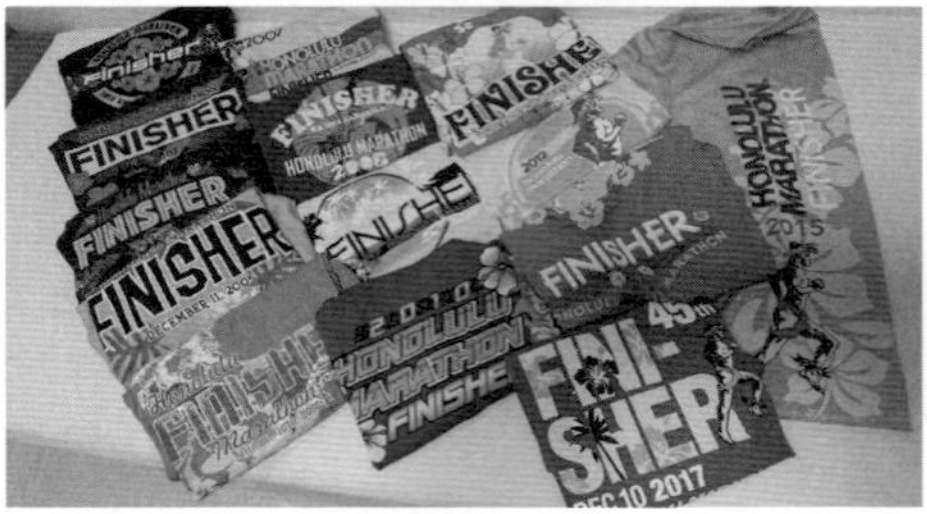

ホノルルマラソンの完走者に贈られるメダル（上）と
T シャツ（FINISHER：フィニッシャー T シャツ），16 年分

第5章●恩　師

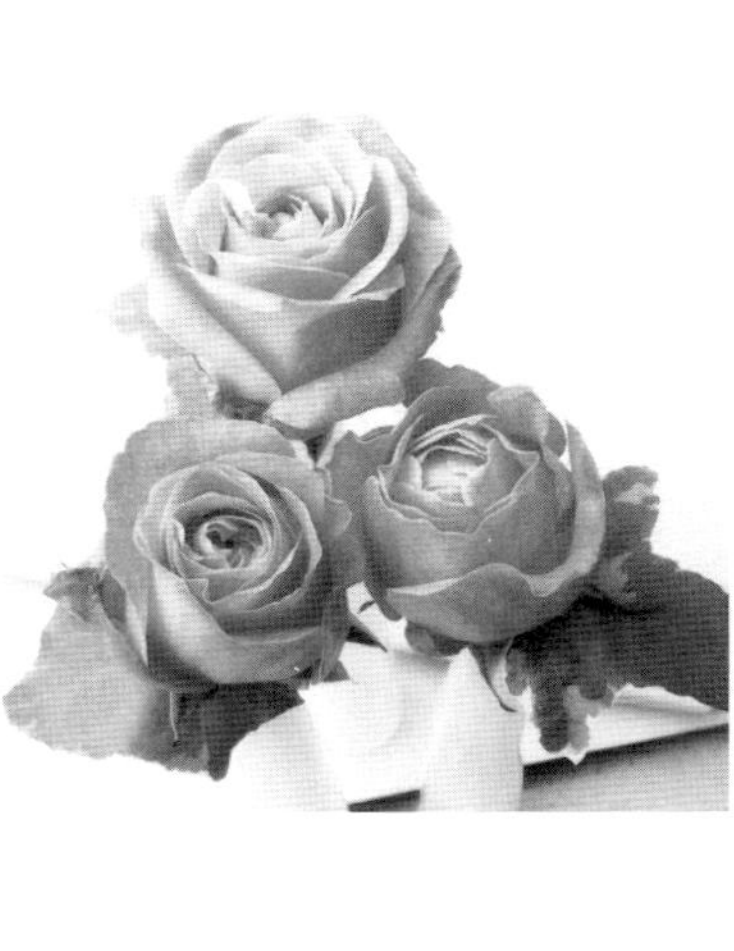

平田幸正先生

平田幸正先生との出会いは、私が15歳の春、高校に入学する前の春休みでした。14歳の夏に1型糖尿病を発症した私は、北九州市の小倉の病院（小児科）で治療を受けていました。「どうしてこの子が小児糖尿病に？　3人の子どもを同じように育ててきたのに、どうして末っ子のまさえが難病に？　日本で一番小児糖尿病に詳しい先生を紹介してください」という私の両親のあつかましいお願いを、当時の小児科の先生は聞き入れてくださり、紹介していただいたのが、当時東京女子医科大学糖尿病センター所長でいらした平田幸正先生でした。

発症して1年を過ぎたころ、母と一緒に上京し、平田先生の診察を受けました。とても穏やかでゆっくりと病気の説明をしてくださいました。その内容は、当時の主治医の小児科の先生と変わりはありませんでしたが、そのときに平田先生からいただいた言葉はいまでも忘れません。

「どうして病気になったかと考えるより、治療法がある病気だから前を向いて生きていきなさい。インスリンをしながら世界を飛び回っている人もいますよ」と大変優しいお言葉で話してくださいました。

平田先生に診察をしていただき、とても安心したのと同時に病気を受け入れ、向き合う気持ちになれました。その後、平田先生が１９６９年（昭和44年）に始められた福岡の小児糖尿病サマーキャンプ（2年目からは福岡赤十字病院の仲村吉弘先生に引き継がれました）に参加したことで、将来医師への道を志すようになりました。

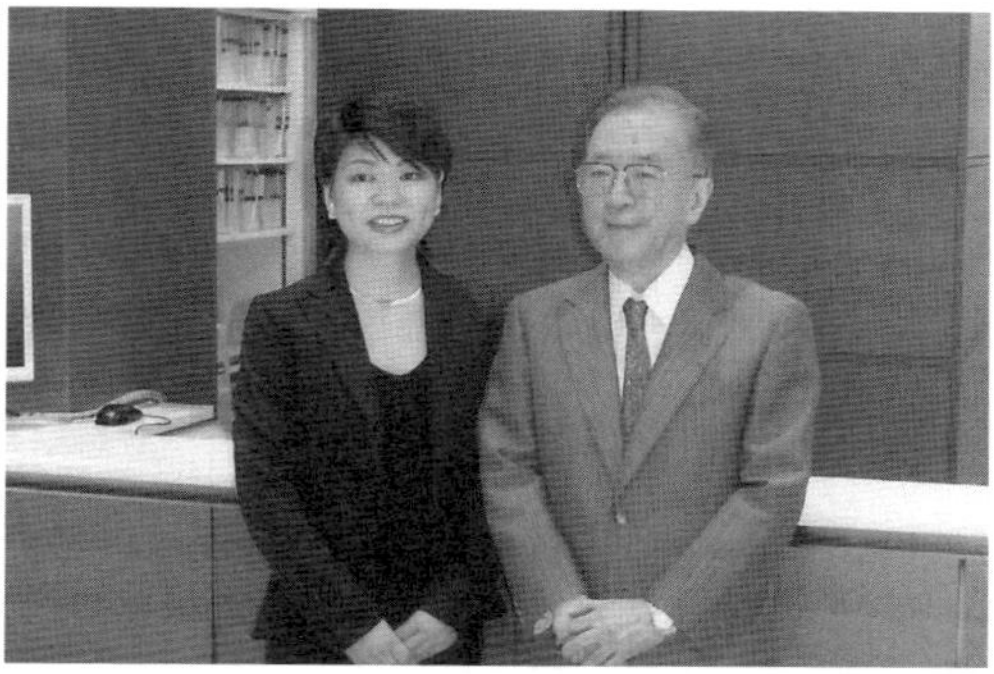

平田幸正先生と（2004年10月）

福岡大学医学部の6年生になったときに平田先生に手紙を書きました。15歳のときに先生に診察をしていただいて糖尿病を受け入れるきっかけになれたこと、医学部に入学して、福岡のサマーキャンプのヘルパーをしていること、医師になれたら平田先生の下で研修をさせていただきたいこと、この夏休みに見学に行かせていただきたいことなどなど、取り留めのない手紙でしたが、平田先生はすぐにお返事をくださいました。

「福岡からお母さんと一緒に私のところに診察に来られたことをよく覚えていますよ。

東京での一人暮らしでの研修生活は厳しいと思いますが、あなたにその勇気があるのであればどうぞ私のところで研修をしてください」という温かいお手紙でした。

当時の主治医であった仲村吉弘先生にも相談して、医師としての第一歩を東京女子医科大学糖尿病センターではじめることを決め上京しました。

医師になり念願の東京女子医科大学糖尿病センター、平田幸正教授、大森安恵教授の下で第一歩を踏み出しました。当初、平田先生は「あなたは貴重な経験をしている。同じ病気の子供達のためにも自分の経験を綴ってみなさい」と大きな課題をいただきました。しかし研修医時代、コントロールも悪い状態で、こんな自分が患者さんを診る資格はないのではないかと夢を諦めかけたときもありました。その後福岡に帰って私の経験が糖尿病の子供たちに勇気と希望を与えることができればと思い、ずいぶん時間がかかりましたが『わたし糖尿病なの』を出版しました。「この本を読んで勇気づけられました」という1型糖尿病の患者さんやお母さまからお手紙を頂きました。数年前の講演会の際、ある若い男性の医師が「僕は小学生のときに1型糖尿病を発症して先生の『わたし糖尿病なの』を読んで医師になろうと思いました」と話されました。平田先生のご教授がなければできなかったことです。

1981年(昭和56年)にインスリン自己注射の保険適応がやっと認められました。平田先生が長い月日をかけて、ご尽力されたおかげによります。そのころは、患者さんが自己注射をすることは保険で認められていませんでした。頻回に厚生労働省に出向かれ、説き伏せられ、ようやく認可が得られたのでした。日ごろから「医者が偉いわけでもなんでもない」と言われていました。患者さんとの会話では丁寧なお言葉で話をされ、白衣のボタンをあけるような失礼な格好をしてはいけません、とも言われました。

患者さんの診察では、「糖尿病は全身の病気だから、頭の先から足の先まで丁寧に診察をしなさい」とも教わりました。また、新患の患者さんが入院されたときは、その日の夜に病棟に来られ、主治医がきちんとカルテに記載しているかをチェックされ、たくさんの不備を指摘されていました。

平田先生がまだお若いころは、患者さんが受けられる検査は可能な限り自分でも試していらしゃいました。昔の十二指腸ゾンデ(器官内に用いるゴム製あるいは金属性の細い棒)を自分で飲まれてアタフタされたお話もお聞きしたことがあります。検査の際は、どれだけ患者さんが苦痛を感じられるか、自分でわかったうえで検査をしなさい、とも言われました。

William Oslerの〝Listen to the patient, he is telling you the diagnosis.〟(注)のメッセージとともに象牙の耳かき（193頁参照）を、還暦のお祝い返しに医局員に贈られた話は有名です。

「常に患者さんの話をよく聴きなさい。そこからおのずと診断が出てくるのだから」

いまでも新鮮な教えであり、反省をうながしてくれる教えとなっています。

平田先生は、患者さんを思う人間愛に満ちあふれた先生でした。そんな先生に一患者として診て頂いたこと、また医師としての礎を教えていただいたことはこのうえない幸せでした。平田先生が始められた福岡のサマーキャンプは、今年で50年になりますが、仲村吉弘先生から引き継がれた3代目の岡田朗先生と一緒に私も協力させていただいています。平田先生から教えていただいたたくさんのことを、少しでも患者さんに、そして後輩の医師たちに伝えていくことが、私のこれからの使命と思っております。

平田先生との出会いがなければ、いまの私はなかったと思います。この出会いに心から感謝し、与えられた天職がまっとうできるよう、これからも医師として患者として生きてゆこうと思います。

平田先生、どうぞ安らかにお眠りください。

そしていつまでも天国から温かく見守ってください。

（注）Listen to the patient

「Listen to the patientという言葉には、ただ無心に患者の話を聞くということだけではなく、そこには〝なぜ〟という考えで聞き出す姿勢が必要であり、（〝to study the phenomena of disease with books―〟ここでのbooksはscienceであり、knowledgeでありinsightであろう）また、患者の苦しみをじかに触れて悩みを聞きだしていくことが必要である（〝to study books with patient―ここでのpatientは患者の苦しみや訴えが大きい比重を持つ場合を考えればよいであろう）。もし、いくら技術が進んでも〝Listen to the patient〟でなければ、〝not to go to sea at all〟という結果に終わる可能性が大きい。そのためには十分な知識と考える力を持って、心で患者の言葉を聴くことが要求される」（平田先生の東京女子医科大学での最終講義『東京女子医科大学雑誌』第61巻6号1991年より抜粋）

仲村吉弘先生

平田幸正先生から、「福岡で通院されるのであれば、現在福岡の小児糖尿病サマーキャンプの責任者である仲村吉弘先生が福岡赤十字病院におられるから、そこに通院するとよいですよ」とご紹介いただき、高校生になってすぐに受診しました。

はじめの印象は、ちょっと無愛想な怖いお医者さんでした。確か、2回目の受診のときに、サマーキャンプへの参加をすすめられました。病気の人ばかりが参加するキャンプというものによいイメージがなかったことと、私は当時部活でバスケットをしており、夏休みも部活や課外授業などで忙しかったし、学校の友人も多かったので正直行きたくはありませんでした。

断ろうと思いましたが、そんな私をみて、仲村先生は「お前はキャンプに行かな、つまらん」と叱られました。両親も、高校の担任の先生も、「主治医の先生がそうおっしゃるのなら、あなたのためになるのでしょうから参加しなさい」と言われ、仕方なく参加しました。

私が医師になって、仲村先生とのお酒の席で、「お前は昔は可愛かったもんなあ。はじめのころ、診察のときにシクシク泣きよった」とよくからかわれましたが、私はそんなことはまったく覚えていませんでした。おそらく、まだ病気の受け入れができていなかった私のことを先生は察知して、なかば強制的にキャンプに参加させたのだと思います。

キャンプに参加して、白衣の仲村先生の姿とは別人の姿を見ました。とにかく子どもが大好きで、い

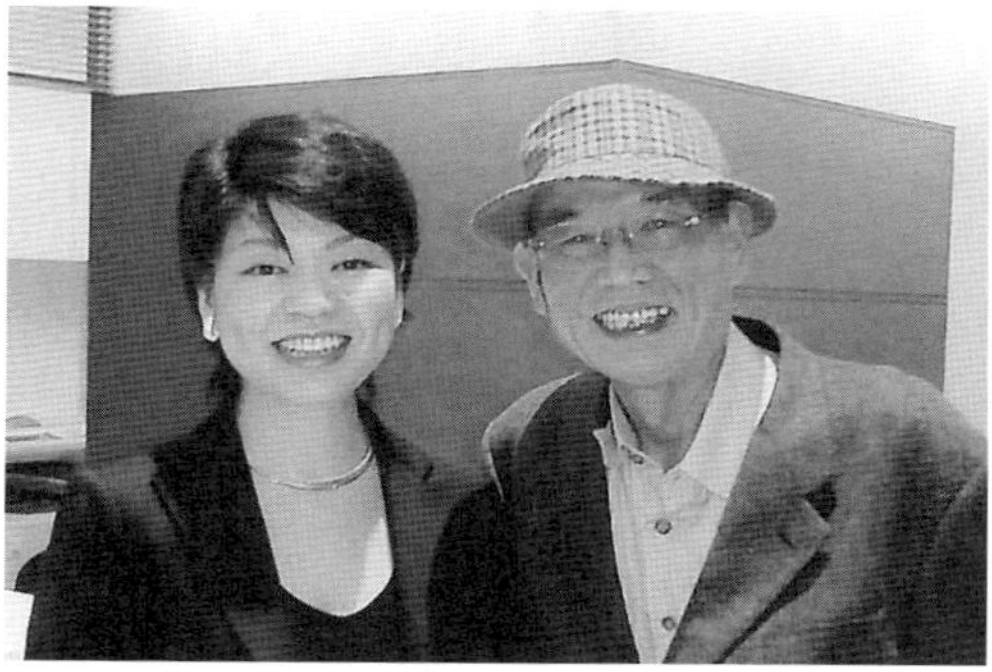

仲村吉弘先生と（2004年10月）

たずら好き。でも悪いことをしたらしっかりと叱られていました。キャンプに参加した子どもたちのことを、自分の子どものように思って、ときには優しく、ときにはものすごく厳しかったのです。先生の夏季休暇のうち、1週間は毎年このサマーキャンプに使われていたわけです。いまとなっては先生のご家族に申し訳ない気持ちです。

医師になって、仲村先生の下で仕事をさせていただき、先生の後姿からたくさんのことを学びました。

「糖尿病は、患者さんへの教育がもっとも大切だ」と、初診の患者さんには必ず2週間の教育入院をしていただきました。入院を断る患者さんは、日赤病院の外来で診ることはない、というほど徹底していました。

また、「すぐに薬を処方するな。糖尿病の治療で最も大切なのは食事療法だから、そこをしっかり患者さんに説明しなさい。医者が手を抜くと患者さんも気を抜く」と食事療法の重要性を常に語ってくださいました。

1型糖尿病の子どもには「将来この子が自立した大人になること」を常に頭において接しなさい、とも言われていました。

そんな子どもたちが、今では大人になり、父や母となり、おじいちゃん、おばあちゃんとなっている人もいます。皆、「昔はよく叱られた」と言いながらも、「先生のおかげで今の自分があるんだ」と感謝している大人になった子どもたちがたくさんいます。

多くの患者さんに感謝された仲村先生でしたが、２０１３年（平成25年）４月に天国に旅立って逝かれました。

ひとつ、私の心残りは、先生との約束であった「結婚が決まったらウェディングドレスをプレゼントしてやる」ことを実現できなかったことです。

もう、ウェディングドレスが似合わない年になってしまいましたが、先生からのプレゼントは楽しみにしていますので、天国から贈ってください。

そしていつまでも「ヤングホークスサマーキャンプ」と1型糖尿病の子どもたちを見守っていてください。

心からの感謝をこめて。

第6章●王貞治さん

王 貞治さんに励ましていただいた私

入院中のかけがえのない思い出

私は1977（昭和52年）年8月末、14歳の夏休みに1型糖尿病を発症し入院生活を送っていました。お見舞いに来た兄がTVで野球中継を見ていましたが、なにやら大騒ぎになっていました。9月3日、王選手が世界記録の765号目のホームランを打ったのです。〝世界一のヒーロー〟です。兄と一緒に「やったー。すごいねー」と病室で興奮して喜びました。

糖尿病を発症してすぐ、どん底に落ち込んでいた私にとって、入院中のかけがえのない大切な思い出になりました。それ以来、王さんはずっと私の〝心のヒーロー〟です。

王監督との出会い

福岡赤十字病院に勤務していた30歳代の前半、自分の将来についてあれこれと考えていたころ、地元福岡の社長さんたちが集まる異業種交流会にお誘いをいただきました。そんな場所に私のようなものが行っても良いのだろうかという不安がありましたが、なんだか自分の世界が広がっていくような気がして思い切って参加しました。

大きな会社を動かしている方々ばかりですから、社長さんたちからオーラを感じましたが、皆さんとても気さくにお話をしてくださいました。当時開業の準備をしていた私にとって、異業種の皆さまではありますが、経営者としてどうあるべきか、多くのことを学ぶことができました。

ちょうどそのころ、ダイエーホークスに王監督が就任されました。私だけではなく、多くの福岡県民は大変喜んでいました。

何回目かの交流会のとき、開業して半年ほど経っていましたが、王貞治監督がその会場にお見えになりました。びっくりしました。子どものころから、私の〝世界一のヒーロー〟でもあった王さんと、実際にお会いできるなんて夢のようなことなので、本当に興奮しました。握手していただいた王監督の手は、とても大きくて厚くて温かかったことは今でも忘れられません。

ちょうど、『わたし糖尿病なの』を出版したばかりでしたので、あつかましくも王さんに「お時間あったら読んでください」と言って手渡しました。それだけでもう十分に満足でした。もちろん、このことは家族や友人にすぐに自慢しました。

翌年のお正月のことでした。なんと王さんから年賀状が届き、またまたびっくりしました。直筆で「ガリクソンが先生と同じ病気だとは知らなかったです」と書かれていたのです。私の本に、私が東京女子医科大学で研修医だったころ、読売ジャイアンツに在籍していたガリクソン投手が1型糖尿病でインスリンをしながら活躍しており、ガリクソン投手と一緒に写った写真を掲載していました。王監督が、私の本を読んでくださったことにさらに感銘を受けました。

王さんは、私にとって〝世界一のヒーロー〟から〝尊敬するヒーロー〟に変わっていきました。開業後は、福岡ドームの年間指定席を購入し、スタッフや知人とホークスの応援にかけつけていました。

ダイエーホークス時代、王監督が就任された後、数年低迷の時期がありました。心ないファンから、バスに生卵を投げつけられた事件がありました。私が心底から尊敬しているあの世界の王監督に、「あんなひどいことをする人がいるのか！」と怒りもわいてきました。

しかし、王監督はどんなにひどいことをされても、じっと耐えておられました。

そのころ私は、開業前後で、快く思われない複数の方から、きつい嫌味を言われ落ち込むこともありました。でも、そのニュースをみて、「私はこんなちっぽけなことに悩んでいられない。前を向いて行こう」と王さんのお姿から大変な勇気をいただく結果となりました。

再びの出会い

2002年から毎年ホノルルマラソンに参加していますが、数回目のときに、ばったりワイキキのホテルのレストラン前で、王監督のお姿を見かけしました。ちょうど、その年はダイエーホークスが優勝して優勝旅行に来られていたことをあとで知りました。

何度か福岡でお会いしていたものの、私のことは覚えておられないだろうなと思っていましたし、こちらからお声をかけるのも失礼かなと思っていた矢先、「おお、南先生！」と声をかけてくださいました。

えっ？　驚きと嬉しさと興奮と……私の周りにいたスタッフや患者さんもとても驚いていました。

そのときに、翌日のホノルルマラソンに参加することをお話ししました。

「先生は注射をしながら、フルマラソン走れるんですか？」と聞かれました。

私の病気のこともよく覚えていてくださって、本当に嬉しかったです。

王監督に対する尊敬の念はさらに深くなりました。

尊敬する王さんは、いまもこの福岡にいらっしゃいます。そのことだけでも私の心の大きな支えになっています。

王さんからいただいたサイン、年賀葉書そして一緒に撮っていただいた写真。私の大切な宝ものです。

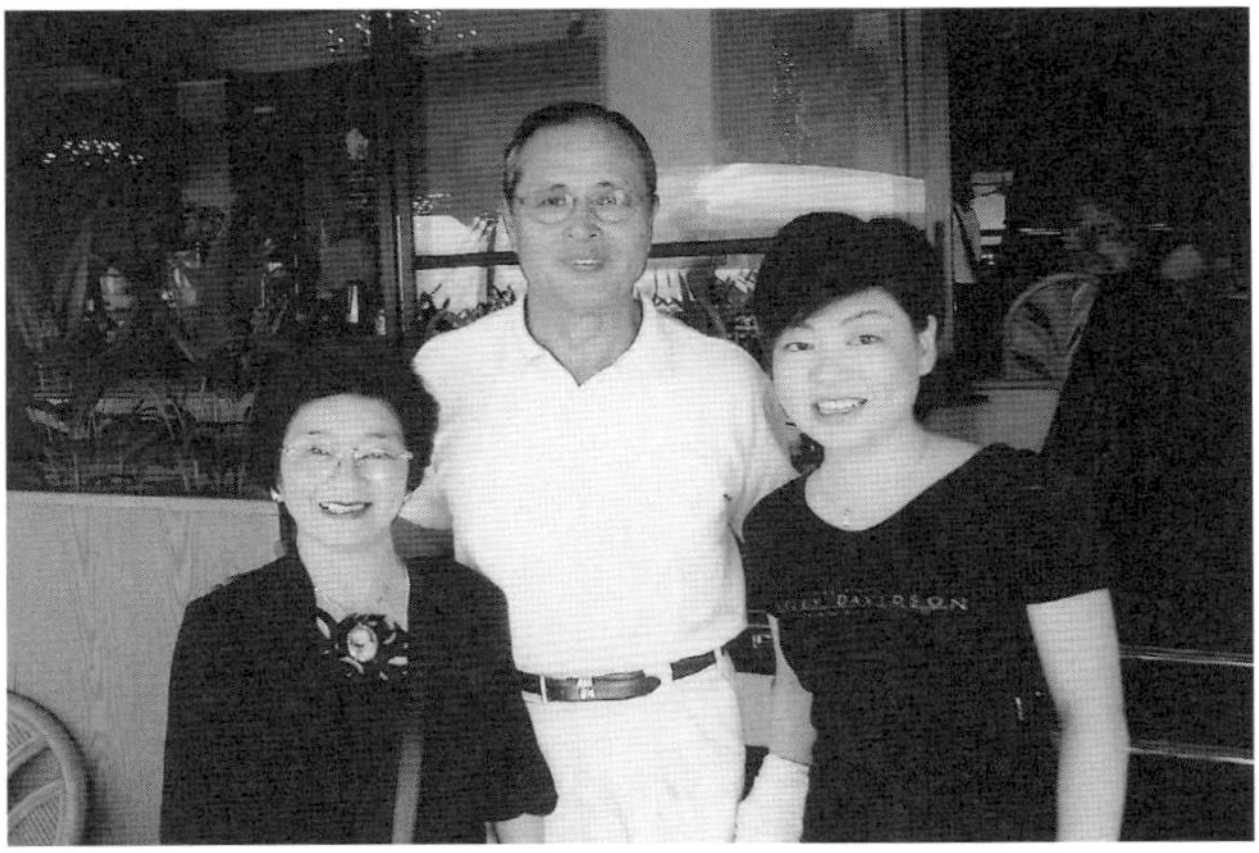

ホノルルのホテルで偶然に王さんにお会いしました。
母にとっても大切な宝物となりました。

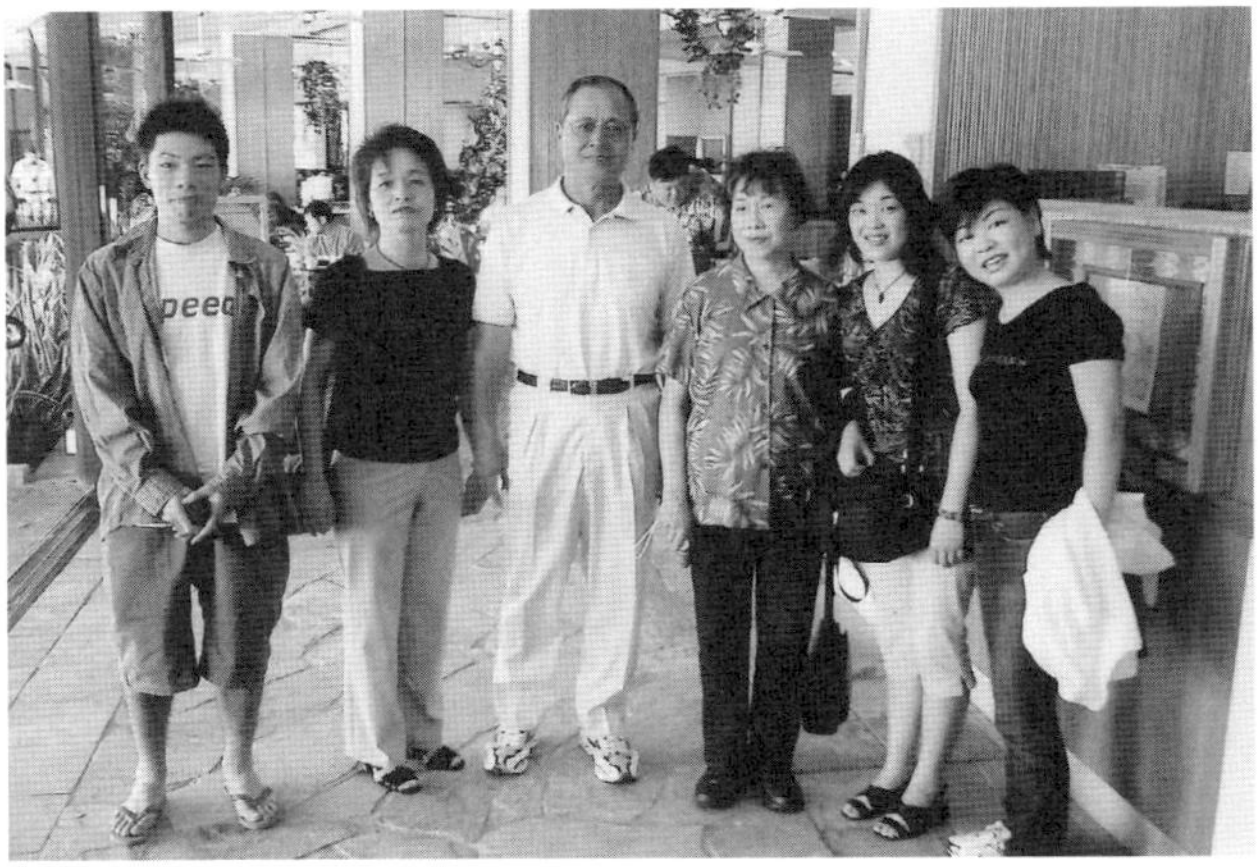

一緒にいた患者さんやスタッフにとっても忘れられない偶然となりました。

第7章● 1型糖尿病の仲間たち

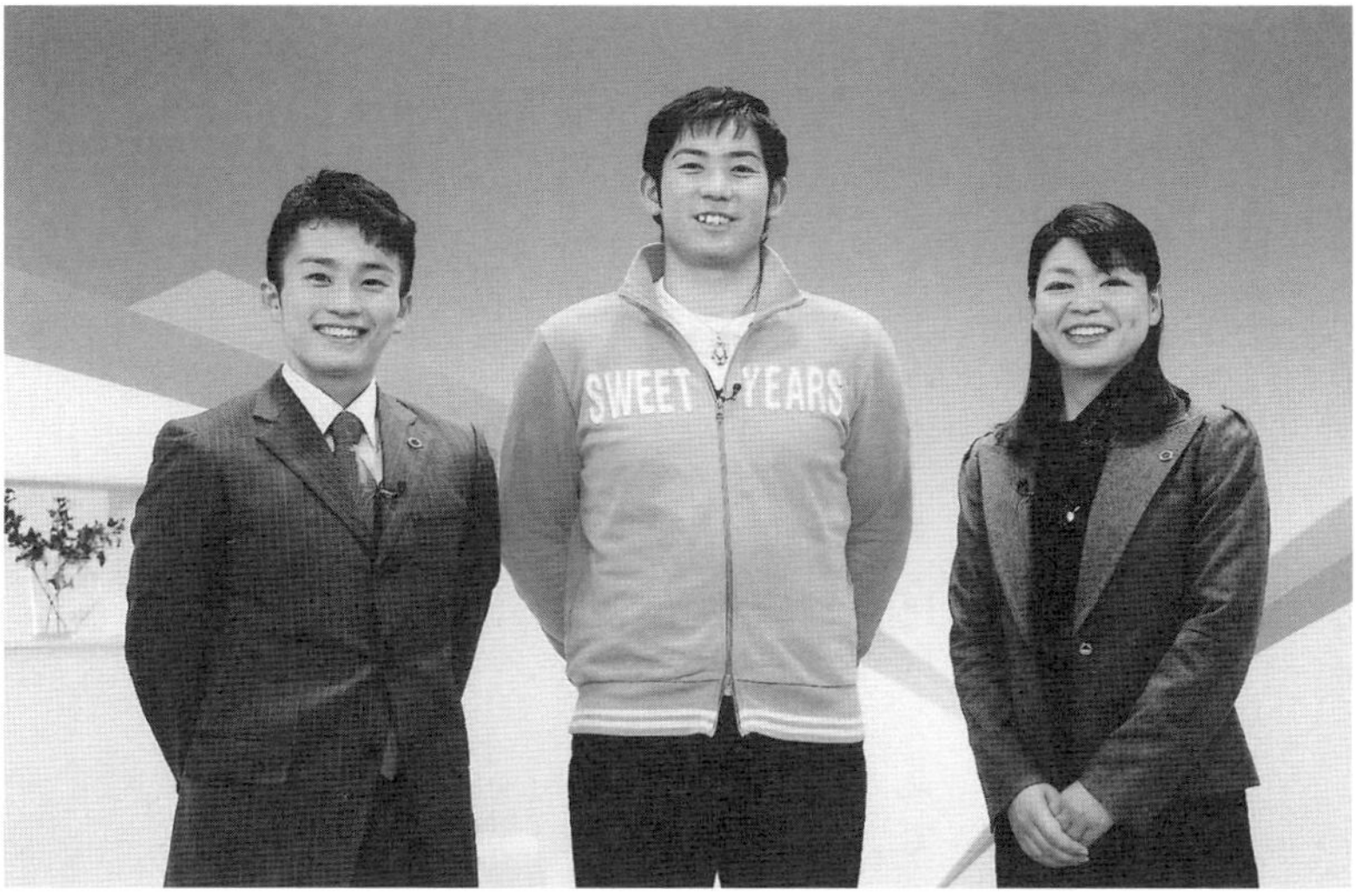

1 型糖尿病者で鼎談（ビデオ撮影）。阪神の岩田稔投手と大村詠一さん（2009 年冬）
（viii頁「推せんの言葉」参照）

“No Limit”な仲間たち

1型糖尿病の友人、仲間は全国各地にいます。

福岡の友人は、子どものころからのサマーキャンプで出会った友人、医師になってから患者会で知り合った友人、患者さん……みんな1型糖尿病であるという共通点をもった仲間たちです。

病気とうまく付き合いながら生きていくのは大変ですが、野球やプロレスなどのプロスポーツ選手もいますし、エアロビック、登山、トライアスロン、マラソン、ロードレース、テニス、水泳などさまざまなスポーツに挑戦したり、趣味として楽しんでいる方もおられます。スポーツ以外にもさまざまな分野で、糖尿病があっても健康な人とまったく変わらない人生を送ることができる、その実践者は数多くいらっしゃいます。

糖尿病だってできないことはなにもない“No Limit”は、いまでは特別なことではなくなって来ています。もちろん彼らの努力がその裏には必ずあるのですが……。

1型糖尿病の医師の仲間たち

私が医師になった1988年（昭和63年）は、私が知っている限りでは、神奈川県の三木裕子《みきゆうこ》先生が、1型糖尿病をもった小児科医として糖尿病の患者さんを診察されていました。私は研修医でしたので、いろいろと悩んだときに三木先生に相談したものです。とても心強かったことを覚えています。

最近は、１型糖尿病をもつ医師も増えてきました。
一昨年（２０１６年）、１型糖尿病患者であり、糖尿病を専門としている医師の会ＤＴ１Ｄ（Docters with Type1 Diabetes）を、山下滋雄《やましたしげお》先生（ＪＣＨＯ東京山手メディカルセンター）、黒田暁生《くろだあきお》先生（徳島大学糖尿病臨床研究開発センター）と私の３人で立ち上げました。現在は、北海道から沖縄まで全国各地に約50名の仲間がいます。おそらく同じ志で医師になった人がほとんどだと思います。

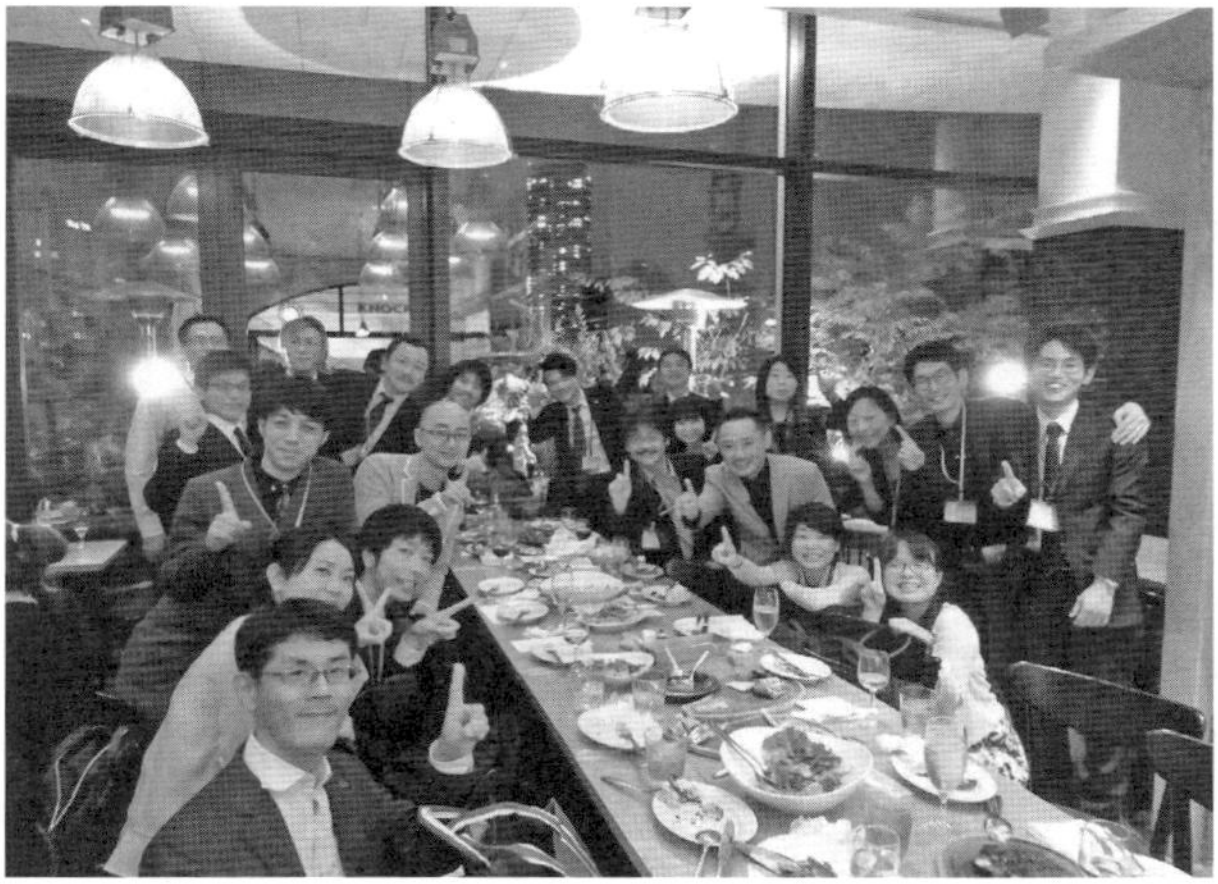
全国のDoctor with Type1 Diabetes（DT1D）の仲間たち

先生方とはメーリングリストで情報交換を行っています。最近では、新しいインスリンポンプやＣＧＭの話題、また１型糖尿病の患者さんが転居する際の紹介先など、参考になる情報がとても多く、お互いに助け合っています。

また、年１～２回、みんなで集まって懇親会を開いています。１型糖尿病をもつ医師ならではの話がたくさんあり、話題がつきません。仲間に若い先生たちが増えてきていますが、とても心強いことです。

今後、彼らが各地での患者会や１型糖尿病診療のリーダーとなって、広く活躍してくれることを期待しています。

DT1D[注1]（1型糖尿病医師の会）の仲間として

国立病院機構 大阪医療センター 糖尿病内科　加藤《かとう》 研《けん》

私は、13歳のとき（中学2年生）に、1型糖尿病を発症しました。さらに16歳のときに潰瘍性大腸炎[注2]という難病も併発しました。潰瘍性大腸炎を発症したあと、私は母に「もう一つ大きな病気を発症したら、さすがに（生きていくのは）無理」と話していたようです。幸い現在45歳になりましたが、その後大きな病気には見舞われず、2つの病気と付き合いながら働いています。

私の1型糖尿病人生のなかでは、潰瘍性大腸炎のほうが1型糖尿病より厄介な病気でした。私には1型糖尿病は、インスリンでなんとか管理可能な病気であり、潰瘍性大腸炎は、いつ悪化するかわからず管理困難な病気、という思いがあります。

潰瘍性大腸炎の治療では、ステロイドという血糖上昇作用も持つ薬の大量療法や白血球除去療法、免疫抑制剤などを経験しました。そのような治療の際に血糖コントロールを乱さず乗り切れたのは、「インスリンポンプ治療」を行っていたからだと考えています。その経験から私は、1型患者さんにインスリンポンプ治療を勧めています。現在インスリンポンプ治療は進化し、SAP（持続グルコースモニタリングセンサー付きインスリンポンプ）療法となりました。

私は、大阪でインスリンポンプやSAP療法、FGMなどの先進糖尿病治療を行っている患者さんや、それらの治療法に興味をお持ちの患者さん・医療従事者を対象とした患者イベント「大阪インスリンポンプサロン」を2014年（平成26年）に立ち上げ、年2回開催しています。また2013年（平成25

年）には、自分の勤める病院に1型糖尿病専門外来を立ち上げ、1型患者さんの診療に力をいれています。

南先生との出会いは、医師6年目（2005年・平成17年）ころでした。その当時は、1型糖尿病をもつ医師で活躍されている人は限られていましたので、南先生のように活躍されている人は、「特別な人」という思いが私のなかにあり、自分には到底まねできないと感じていました。

またその当時、私は自分が1型患者であることを積極的にオープンにせずに糖尿病診療をしていました。しかし、自分の経験を少しでも1型患者さんの療養指導に活かしていきたいという思いで診療していると、自分が1型患者であることをオープンにしたほうが、助けられる患者さんが多くなると感じ始めていました。その後南先生に、同じ病気をもつ医師として、日本糖尿病協会行事であるTEAM DIABETES JAPAN（TDJ）に誘っていただきました。このような患者さんを応援するイベントにかかわることにより、しだいに自分が1型糖尿病を持つ医師であることをオープンにできるようになりました。その結果、「大阪インスリンポンプサロン」という会を立ち上げるまで活躍できるようになり感謝しています。

現在、1型糖尿病をもつ医師は増えてきました。それぞれの先生が、日本各地で1型患者さんをはじめとする多くの患者さんのために力を尽くしてくれていると思います。私に潰瘍性大腸炎併発という「イベント（物語）」があったように、同じ1型糖尿病をもつ医師にもそれぞれ「物語」があると思います。それらの医師が、それぞれ自分の「経験（物語）」を活かして患者指導を継続してくれると、いつか日本の1型糖尿病医療を現在よりもっとよいものに変えることができると、私は信じています。

（注1）DT1D＝Doctors with Type1 Diabetes
（注2）潰瘍性大腸炎＝大腸の粘膜に潰瘍やびらんができる原因不明の病気。クローン病とともに炎症性腸疾患に分類され、厚生労働省より指定される難病（旧 特定疾患）。

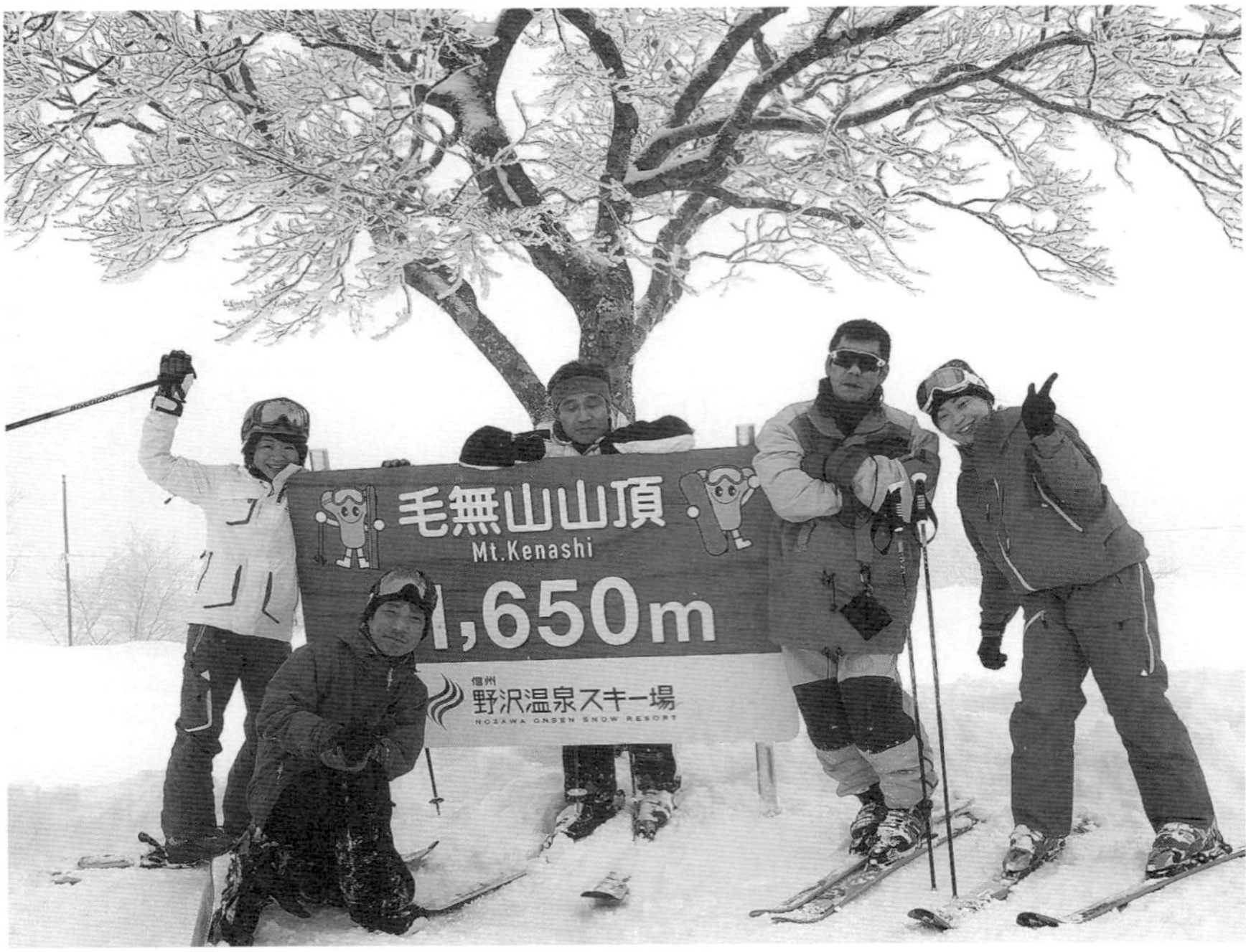

1型糖尿病の仲間とスキー（2017年2月）

第8章●父と母

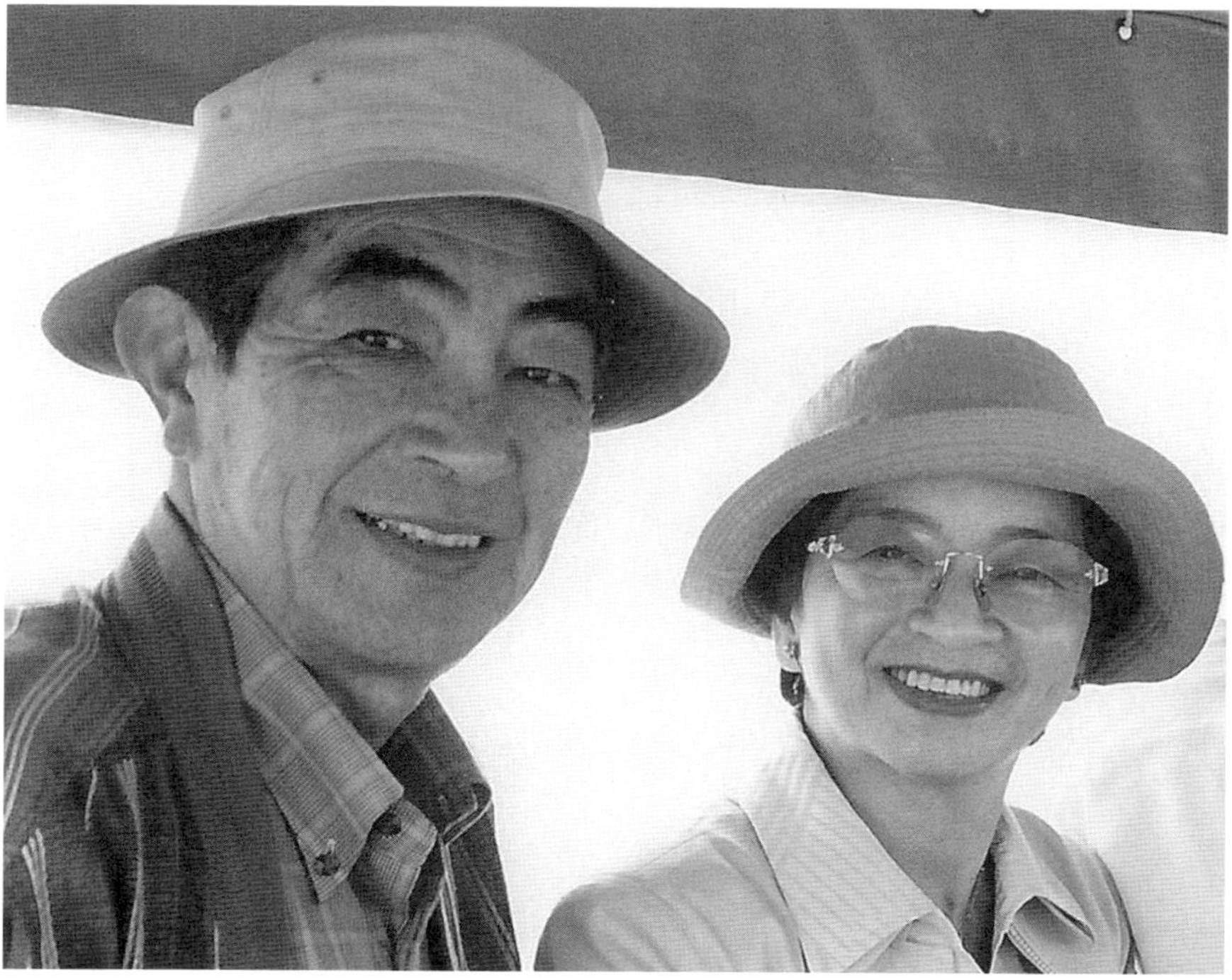

父と母（2000年4月）

父のこと

頑固一徹《がんこいってつ》、仕事一筋

父は１９３２年（昭和７年）、鹿児島に生まれました。高校を卒業して祖父の商売を手伝っていましたが、自分のあやまちで多額の損失を招き、祖父にひどく叱られ、仔細《しさい》はわかりませんが、結局一人で家を飛び出したそうです（『わたし糖尿病なの』91頁参照）。１９５４年（昭和29年）のことで、その後、小倉（北九州市小倉北区）の地で電気店をはじめました。「男尊女卑」の徹底した土地で育っており、頑固一徹、男子厨房《ちゅうぼう》に入らず、男とはこうあるべき、女とはこうあるべき、という古い考えが染みついた人でした。仕事一筋の人で、趣味という趣味はまったくありませんでした。ただ、忙しい仕事の合間に、こどもの頃はいろいろなところに、連れて行ってくれました。

父とディスコへ

厳しい父でしたが、とても理解のあるところもありました。

私が高校生のとき、ちょうど「ディスコ」が流行っていました。高校生が行くようなところではありませんし、女子高でしたのでおおっぴらに遊ぶ習慣もありませんでした。でも、クラスの友人は何人かで出入りしていたようで、「ナンパをされた」などとこっそり楽しそうに話をしていました。どんなところだろうかと、私も少し好奇心にかられましたが、校則違反をしてまでいく勇気はありませんでした。その話を父にしたところ「お父さんが連れて行ってやる」と言われたのでびっくり．結局父と私の友人数名で一緒に行くことになりました（母はあきれていましたが）。

ディスコは、真っ暗な中にミラーボールが輝いていて、会話もできないくらいの音量で音楽が流れ、派手な格好のお姉さんやリーゼントのお兄さんたちが、楽しそうに踊っていました。女の子たちがお兄さんたちからナンパされている「現場」も見ました。

父は、私たち女子高校生と一緒に踊りたかったようですが、私たちは初めての〝大人の世界〟にただ驚くばかりで、恥ずかしくて踊れませんでした。私たちはジュースを飲みながら、楽しそうに踊る大人を見るだけで帰ってきました。帰宅して父から「ディスコが高校生の女の子だけで行く場所ではないことはよーうわかったやろ」と言われましたが、今考えると本当に行きたかったのは父だったのかも知れません。

プロの「仕事人」としての姿

父は、家電製品の小売から仕事を始めましたが、大型家電センターの進出により、街の小売店の経営はだんだんと厳しくなっていた時代でした。父はその現実を見据えて、小売とともに電気工事の仕事も積極的に引き受けていました。私が覚えている父の仕事服は、工事用作業着です。休みの日も「冷蔵庫の調子が良くない」「クーラーが効かなくなった」などと電話がかかってくると、すぐにお客さんのところに飛んで行きました。

ある冬の寒い日のことでした。父は入浴を終えて、お酒を少し飲んで、夕食も終わったところでした。ある病院の官舎の管理人から電話があり、「お風呂のお湯が沸かせない」とのことでした。すでに23時を過ぎていました。当時私は、勤務医として北九州の病院で仕事をしており、自宅から車で通勤していました。私は、さあ寝よう、というタイミングでしたが、父から「ちょっと車を運転してくれんか」と言われました。「こんな時間に?」と思いながら、しぶしぶ父を乗せて病院の官舎に行きました。少しの時間で終わると思っていましたので、車のなかでエンジンをかけながら待っていました。しかし、なかなか戻ってきません。約一時間近くかかってようやく父が帰ってきました。

「外科の先生が、長い手術を終えて風呂に入ろうとしたら、風呂が沸かず困っとったんや。こんな時間までお医者さんの仕事も大変やなあ。給湯器の故障やったが、修理できてよかった。先生も喜んでくれたしなあ」とうれしそうに私に話しました。

それまで、「私だって明日の仕事があるのに。こんなに待たされるなんて」とイライラしていましたが、父の言葉をきいて何も言えませんでした。深夜の車のなか、父を助手席に乗せて自宅に帰りながら、父のプロの仕事人としての姿を強く感じ、とても誇らしく思いました。

がんの転移

毎年夏になると、電気工事の仕事はとても忙しくなります。大きな病院のクーラーの取り付けや修理など、炎天下での仕事も増えます。

その頃、毎年父は夏になると体調をくずしていました。50歳ごろから不整脈をわずらい、薬を飲んでいましたが、主治医の言われるとおりに内服していたかどうかわかりません。自分勝手に飲んだり飲まなかったり、そういう患者さんが多いですね．実家の薬入れに、薬がばらばらたくさん入っていましたので、おそらく父も飲んでいなかったのではないかと思っています。

ときどきかかって来る母からの電話では、

「この夏も体調が悪そうなんよ。きちんとお医者さんのところに行けばいいのに。健康ドリンクばかりを飲んどるんよ」

私は、「お父さんも年をとってきたんやけん、炎天下での仕事はそろそろ控えたほうがいいんやないの?」とのんきに言っていました。

7月下旬に母から電話があったときは、いつもと違う様子でした。

「最近のお父さんの様子やけど、どうも毎年の夏の疲れじゃあないよ。いつもよりきつそうなんよ。昌江の病院で検査してもらったほうがいい気がするんよ」と心配そうな声でした。

父は、「わざわざ福岡まで行かんでも近所のかかりつけの先生でいい」と、はじめは言っていたようですが、さすがに自分でもおかしいと思ったのか、以前、大腸の手術を受け、私が勤務していた福岡赤十字病院に入院して、検査をすることになりました。

そのとき私は、心臓の病気だろうと思い循環器の先生にお願いしました。入院して翌日の夕方に、主治医の先生から直接私のクリニックに電話がありました。診察中でしたので、診察が終わってすぐにかけなおしました。

「いろいろ検査をしましたが、腹部エコーで肝臓に腫瘍が多発している所見があります。転移性の肝臓がんが疑われるので、そちらの検査をこれからしていきます」

信じられない結果に、しばらく言葉が出ませんでした。私の診療を次の患者さんが待っておられ、看護師さんから、「先生どうかされましたか?」と心配そうに言われました。できるだけ平静を装ってその日の診察を続けました。

診療を終えてすぐに病院にかけつけ、エコーやCT画像を診みせていただきながら、主治医から説明を聞きました。その後すぐに入院中の父の部屋に行き、ずいぶんとやつれた父の顔を見ました。思わず涙が出そうになりましたが、一所懸命にこらえて「今回は肝臓の数値が良くなかったみたい。これから検査がたくさんあるけどがんばってね」と、なんとか平静を装うことができました。

しかし、帰りの車のなか、運転しながら一気に涙があふれてきて、信号がぼやけて、はっきりと見ることができませんでした。

「数年前にわずらった大腸がんは、カルチノイド腫瘍であり、良性腫瘍でめったに転移することはない。腫瘍も取りきっているはずなのに。胃がんや他の臓器のがんではないだろうか?」

入院中に胃カメラやCT、大腸の検査などを行い、結果、大腸カルチノイド腫瘍からの肝転移と診断されました。2年前の手術では、良性であったので、〝命に関わる〟状態ではなかったのですが、今回はそういう状態ではありませんでした。

「本当に良性の腫瘍だったのか? きちんと切除できていたのか?」いろいろな疑問もわきました。

自宅に帰ってすぐに、母に電話で報告をしました。母は、

「やっぱりね。そんな予感がしたのよ。今回はどうもいつもと違う、悪い病気でもあるんじゃないかとお母さんは思っとったよ」と冷静に受け止めてくれました。兄二人にも私から電話で説明をしましたが、二人とも動揺し、言葉が出ない状況で涙を流しながら私の話を聞いてくれました。

消化器内科の友人に相談したり、カルチノイド腫瘍にくわしい大学の教授に資料をもって相談に行ったり、私にできる限りのことをしました。カルチノイド腫瘍は、良性腫瘍であり転移は大変珍しいが、万が一、転移した場合、有効な治療法はない、とのことでした。そのときの教授のお話では、治療をしてもしなくても1年半くらいの余命だろう、と言われました。少し日にちが経っていましたので、私も冷静に話をきくことができました。

確立した治療法がないなかで、残りの1年半、少しでも可能性がある治療を大学病院で受けるのか、積極的な治療はせずに残された人生を悔いのないように生きていくのか、大きく重い選択でした。母と兄たちと相談し、父にはその事実は話さないほうがよいだろうと決め、最終的には対症療法（症状に対しての治療）だけをする方針を選択しました。

最初で最後の父とのデート

入院中、ちょうどお盆休みと土日が重なって、父に検査がない日がありました。

私は「高倉健が出ている面白そうな映画を観たいんやけど、お父さん、今日は検査もないし、ひまやろ？　主治医に外出許可もらってくるけん一緒に行かん？」と父を誘いました。少し前に友人とすでに観ていた映画ですが、あとどれだけ一緒に過ごせるかもわからない、少しでも父との時間を過ごしたい、そんな思いで声をかけました。

そのときに観た映画は、「鉄道員（ぽっぽや）」でした。鉄道員として、仕事に気概と誇りを持って生きた男の物語で、主演の高倉健と父の姿がダブって、映画を観ながら何度も涙を抑えました。父と映画を観に行ったのは、このときが最初で最後となりました。

帰りに、「お父さん、夕食どこか美味しいものを食べに行かん？　病院の食事ばかりやったら飽きるやろ？」と誘いましたが、父は「お金を払っとるんやから、もったいないやないか。病院に帰って食べる」とあっさりと断られました。父はまだ自分の病状のこと、長くは生きられないこと、まったく知らなかったのだと思います。私は少しさびしい気持ちをひきずりながら、病院まで送っていきました。

父の運命

お盆が過ぎても、入院中の父は毎日のように検査を受けていました。入院して静養できたせいか、体調は以前よりも少し回復していました。カルチノイド腫瘍の症状自体は、まだ出ていませんでした。ひととおりの検査が終わり、夏の終わりに父は退院しました。

かずかずの検査で最終的にわかったことは、２年前に受けた大腸カルチノイド腫瘍の切除後の病理所見では、そのときすでにリンパ節に転移していた、そのリンパ節は切除していなかった、ということでした。新しいがんは発見されず、やはり2年前の大腸カルチノイド腫瘍からの転移であると診断されました。

2年前の手術後、リンパ節の転移があったことは、私にも本人にも家族にも知らされていませんでした。いまとなってこの事実をどう受け止めたらよいのか、私は娘として、医師として、とても複雑な気持ちになりました．なぜ、そのときカルテを自分で確認しなかったのか、自分に対して後悔の念ばかりが残りました。この悶々《もんもん》とした思いは、しばらく家族に話すことができませんでした。

やっと家族に話すことができたのは、父が亡くなったあとでした。母も兄もその事実に対しては「誰を恨むことはない、それがお父さんの運命やったんやろう」と静かに受け止めてくれました。

退院後の父は、体力的に問題がないときは、仕事を普通にしていましたが、さすがに少しずつ弱ってきました。ときおり起こる発作（カルチノイド腫瘍が分泌するセロトニンというホルモンが分泌されたときに、身の置き所がないような強い倦怠感《けんたいかん》と、激しい下痢《げり》の症状があらわれます）に悩まされていました。父から電話で、「このだるさをなんとかしてくれ。なんか良い薬はないんか」と言われましたが、「今の医学で、できる治療は十分にしとるけん……」としか答えることができませんでした。

最後の家族旅行

翌年の正月に、家族で旅行に行く計画を立てました．父の希望で父の弟、妹（叔父と叔母）も一緒に行くことになりました。父にはまだ余命のことは話をしていませんでしたが、自分なりに感じてはいたようです。

それまで食欲も落ちて、ずいぶんとやせ細っていた父でしたが、暖かい沖縄では、ステーキも食べられるほどに元気になり驚きました。一緒に行った叔父や叔母は、「あんなに元気な兄さんが、どうしてこんな病気に？　昌江ちゃんの力でなんとかできんのかね？」と父の病気にただ悲しむばかりでした。

正月が過ぎてしばらくすると、入退院を繰り返す日々が続きました。私は開業して2年目で、とても忙しく過ごしていましたが、できるだけ時間を見つけて、診療後に小倉の自宅や病院まで、父の顔を見に帰っていました。新幹線で帰りますので、博多駅で父の大好物の「博多あんぱん」を必ず買って帰りました。食欲がなくて、食事が食べられないときも、これだけは食べていました。いまも父の遺影にお供えしています。

「はよう連れてこんか」

入院している父と、ときどきゆっくり話ができる時間がありました。父は、私が子どものころのこと、受験のときのこと、それまで話してくれなかったことなどを話してくれました。

「お前は泣き出したら止まらんから、父さんが抱っこして家の周囲を歩いてやったら、やっと泣き止むんや。幼稚園の通園のときは、みんなより歩きがずっと遅かったけん、父さんがカブ（バイク）の後ろに乗せて、やっと追いついたことがあったことを覚えとるか？」

「お前が医者になりたいと言い出して、担任の吉田先生と面談したときに、先生から、『国立は無理でしょうけど私立ならがんばったら大丈夫でしょう。ただ、資金は大丈夫ですか？』と言われたんや。お前の気持ちもよーわかっとったし、娘ががんばるのに、父さんも負けておられん、と思って必死でがんばった。その勢いでミナミ電器も大きくなったんや。お前が大学を卒業したときには、もう一店舗出せたしなあ」となつかしそうに話してくれました。

そして、「娘を医者にしてよかったと思っとる。これほど信頼できる医者はおらんしな」とも話してくれました。

病状は日々悪化していき、黄疸《おうだん》が出始め、ときどきおかしなことを言うようになっていました。病室の壁をじっと見つめて「きれいな魚がたくさん泳いどるね〜」とか、「そこに犬が入ってきた。はよう追い払ってくれ」とか、おそらく肝性脳症《かんせいのうしょう》による幻視《げんし》であったのだと思います。

そんななか、「まさえ、一緒に住んどる人がおるんやろ。はよう連れてこんか」と言われたときには、幻覚なのか？　心のなかにずっとしまっていた言葉が出てきたのか？　少しドキッとしましたが、残念ながら父の期待するようなそういう方は存在しませんでした。

最後の花見、最後の言葉「家に帰らせてくれんか」

桜の季節になり、兄の運転で父と一緒に門司の「めかり公園」に行きました。肌寒かったので父は車のなかから、桜とその先に見える関門海峡をじっと眺めていました。父が何を思っていたのかわかりませんが、私にとっては心のなかで、「きれいな桜を父と一緒に見られるのも、これが最後かなあ」と涙をこらえながらの花見でした。

ゴールデンウィークに家族で近くの温泉に行こう、と兄が計画を立てていましたが、父にはその力がなくなっており、ふたたび入院生活となりました。5月下旬の日曜日に病院にお見舞いに行ったときに、父が「家に帰らせてくれんか」と言いました。自力では起き上がれない状態で、しかも酸素吸入もしていましたので、当然無理なことでした。これが父との最後の会話になりました。父はすでに自分の最期のときをわかっていたのかも知れません。

父の臨終

翌日は月曜日ですので、福岡に帰り診療していました。朝、母から電話があり「今朝、真っ黒な便がたくさん出たんよ」との知らせがありました。消化管からの出血であることはすぐに予測できました。「今日、診療が終わったらすぐに病院に行くけん」と母に告げて、翌日の代診の手配や診療の準備などをしていたら、看護師から「先生、早く病院に行ってください」と言われ、あわててタクシーで博多駅に向かいました。新幹線に乗って、数分たったとき、母から電話がありました。

「お父さん、ついさっき息を引き取ったよ」涙声でした。

小倉駅に着くまでの十数分が、とてもとても長く感じました。小倉駅について、走ってタクシーに乗りましたが、過呼吸気味になり、少しでも自分を落ち着かせようとしました。病室に着くと、そこには静かに目を閉じた父の姿と、手を握っている母、兄たちがいました。

兄たちも間に合わなかったようで、最後は母一人で父の臨終を見届けたのです。前日に「家に帰らせてくれ」と父から言われた最後の願いを、叶えてやることができませんでした。後悔の念が次々と押し寄せて来て、涙が止まりませんでした。

父の葬儀

父の葬儀には、たくさんの方々がお見送りに来てくださいました。町内の皆さまやミナミ電器のお客さんたちからは声をそろえて「あんなに元気やったのに、いつから具合が悪かったん?」と聞かれました。父は、病気をしてから、弱った姿を人に見られるのを嫌がりました。外に出かける仕事はありましていなかったので、驚かれた方も多かったようでした。親族からの挨拶は、母と兄がしました。

兄は、この年の2月に余命を悟った父から、自分は社長職から会長職に退くこと、ミナミ電器産業の二代目社長として家業を継ぐことを告げられ、数か月間、毎日のように仕事が終わって父の病院に行き、父から仕事の話をくわしく聞いたことを話しました。

私は娘として、医師の立場として、父の病状について皆さまにご報告いたしました。

「3年前に、大腸の良性腫瘍の手術をしましたが、そのときの腫瘍が肝臓に転移していたことがわかったのが1年半前でした。その時点で効果のある治療法はなく、この1年半は倦怠感《けんたいかん》や痛みの治療で、入退院を繰り返しておりました。なにか新しい治療法はないのかと何度か父に言われましたが、どうすることもできませんでした。私を医者にしてくれた父に対して、私はなにもすることができませんでした。今日は私の誕生日です。38年前の今日、私の誕生を一番喜んでくれたのは、父と母だと思います。子どものころから、一番心配をかけていました。最後にこの日を選んでくれたのは、父の想いだと思います」

忘れられない38歳の誕生日となりました。

父のお墓

南家の先祖のお墓は、鹿児島県指宿市にありますが、父は長年小倉で生活してきたことと、われわれ家族の近くで眠ってほしい、母は毎日お墓参りに行きたい、という願いから、実家の近くの広寿山のお寺にお墓を建てました。

今では母と二人で眠っています。

父が残してくれた言葉

父はよく私たちに話をしてくれました。

「親の言うことは、親が死んだら、よーわかるようになるんや」

年を重ねるごとに、父の話してくれた言葉の数々の意味が、本当に痛いほど感じるようになっています。


心に残っている父の言葉の数々です。

子どものころ、

「人に好かれる人間になりなさい。女の子は愛嬌があるのが一番や」

「学校の先生、お医者さん、先生の言われることはしっかり聞きなさい」

「人の目をみて話をしなさい」

「素直な人間になりなさい」

糖尿病を発症後、高校生のとき
「お前はハンディを持っとるんやから、人の2倍も3倍も努力せいよ。それでようやく健康な人と同じ土俵に立てる」

「病気を持って生きて行くにはお金がかかる。お金がないと良い治療も受けられん。自分の治療費は自分で支払えるように資格のある仕事をして、経済力をもちなさい」

「病気があると嫁にはいけんやろう。一人で生きていくために資格を取りなさい」

大学受験、国立大学不合格で浪人することをお願いしたとき、

「お前は人よりも人生が短いだろう、私立大学に合格したのならそこに行って1年でも早く良い医者になりなさい」

大人になって、

「かゆいところに手が届くような、気が利く人（女性）になりなさい」

医師になって、開業を考えたものの、糖尿病である自分の将来が不安で悩んでいたとき、

「これまで、病気を理由にできなかったこと、なんかあるか？」

開業後、経営者としての話のなかで、

「銀行は、晴れた日には傘をさしてくれるが、雨が降ったら傘はさしてくれん」

「（銀行から）借りたお金は、1日でも早く返しなさい。そうすることで、銀行からの信頼が得られるんや」

「商売をするうえで、借金がないと余裕ができる。なんかを（新しいことを）するときには、必ず金がかかる。今、よいからと贅沢《ぜいたく》をせずに、チャンスが来たときに、そのチャンスをものにできるようにお金をためておくんやぞ」

「土地を買って自分の病院を建てなさい。いずれは仕事ができなくなるときが来る。健康な人よりも早いだろう。そうなったときは、貸すなり売るなりできるから」

「職員のなかには、期待通りの仕事をしてくれる人もいれば、それ以上、それ以下の人もいる。いろいろな人がいて一つの企業なんや。ときには目をつぶる必要があるときもある」

「太平洋のど真ん中に家を建てるような、斬新な発想を持ちなさい」

亡くなる数日前、

「お前はもう一人で生きていけるな。お母さんのことはお前に頼んだよ」

父がこれまでどんな思いで厳しく私を育ててくれたのか、父の私に対する愛情と母に対する愛情を、本当に感じた言葉でした。父に対しては親孝行をできなかった分、母には父の分まで親孝行をしたいと思いました。

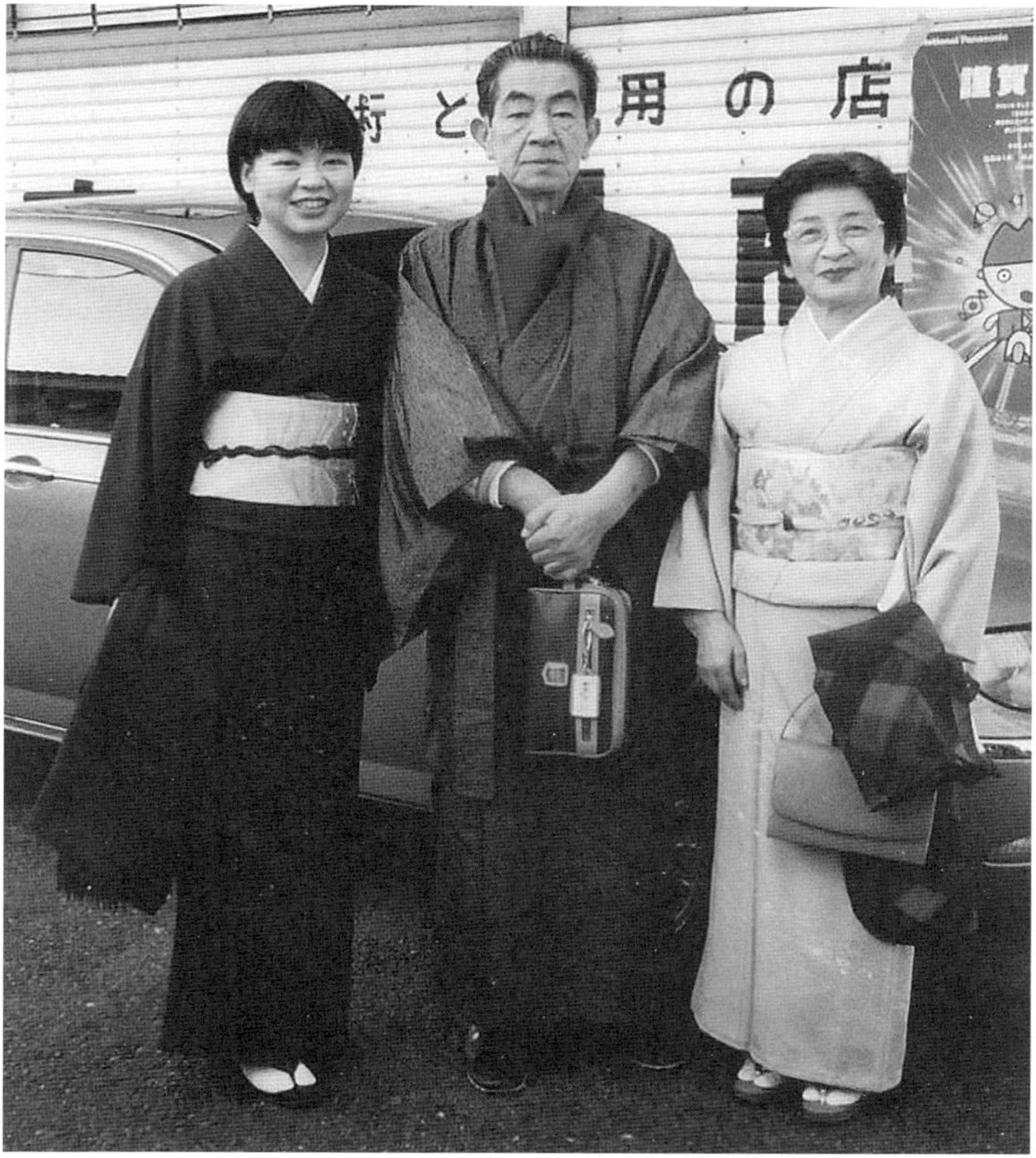

お正月。両親と（2001 年）

母のこと

桜の季節

毎年桜の季節になると、母の声が聞こえてきます。

「まあちゃん、見て～。桜があんなにキレイよ～」

実家の窓から、足立山麓に咲き誇る桜がよく見えます。毎朝、起きると母は窓を開けて、朝日に向かって手を合わせていました。「今日も幸せな一日をありがとうございます」

小倉（北九州市小倉北区）の実家に帰ったときは、いつも朝早くに母と足立山麓遊歩道を散歩しました。

花が大好きで、特に桜の花が大好きだった母は、桜が満開の季節に旅立っていきました。

父との出会い

母は、高校卒業後に家の商売である果物屋を手伝っていました（当時は看板娘だったのでしょう）。朝早くから青果市場の競《せ》りに出かけて、小さなからだで自転車に果物を積んで運んでいたそうです。本当はデパートガールになりたかったようですが、身長が低いので雇用されなかった、と聞いています。

父と出会ったのは、電気店を一人で始めた父が果物を買いに来たときに、ミキサーが縁でお付き合いをはじめたそうです。
結婚を決めたときは、父は電気店をはじめたばかりで、たくさんの借金がありました。私は母に「そんなに借金がある人とよく結婚したね」と聞いたことがあります。母は、「お父さんには夢があって、お母さんが一緒にがんばったら、その夢が叶うと思ったんよ。お母さんも商売が好きやったからね」と懐かしそうに話してくれました。

私が開業してから、クリニックの経営のことや職員のことなどで悩んだときには、よく母に相談していました。母は、亡くなるまでミナミ電器の専務として仕事を続けていましたので、商売人としては大先輩です。父があまりにも無謀なので、本当に大変な時期もあったこと、職員が問題を起こして突然やめていった話など、苦労した話を含め、ときどきアドバイスをしてくれました。

私は、幼稚園や小学校から帰ってくると、いつも母がいる店にいました。母がお客さんとやり取りする姿をよく覚えています。ときには酔っ払いのお客さんだったり、怒鳴《どな》っているお客さんだったり、認知症と思われるお客さんだったり、どんなお客さんであっても、毅然と上手に接客していた姿を見ていました。医師になってよくよく考えてみると、母の接客そのものが、「コーチング」なのだと思います。コーチング理論はわからなくても、長年商売をしていると、いろいろな人との接し方、話し方、距離のとり方など、母は自然と身につけていたのだなあ、といまになって思います。

ミナミ電器が50年以上も継続できているのは、母の長きにわたる縁の下の力があったからこそだと、いまではよく兄たちと話をしています。

楽しい母との海外旅行

父の死を一番冷静に受け入れたのは母だったと思います。周りに心配をかけないように振舞っていました。父がいなくなって一年間「首が痛い」と言っていましたが、少しずつ元気になっていました。父に対して十分な親孝行ができないままであったことと、亡くなる前、父から「お母さんのことを頼むよ」と言われたこともあって、私は父にはできなかった分まで、母には十分な親孝行をしようと思いました。

私がホノルルマラソンに始めて挑戦したのは、父が亡くなった翌年のことでした。母にも一緒に行こうと誘いました。母は、10kmウォークならできると思い、こちらの種目に参加しました。毎年、母もホノルルに行くのが楽しみになった様子でした。皆様にご迷惑をかけることがないようにしなければと思い、毎朝、ウォーキングとお墓参りの階段の昇降で足を鍛えていました。

私がヨーロッパの学会に行くとき、誘ってみると笑顔で「うれしい」と言ってくれ、それから海外に一緒に出かけることが、とても楽しみになった様子でした。

世界地図を見ては、「今度はどこに連れて行ってくれるの?」「こんなに遠くまできたんやねえ。信じられん」「この都市の名前は?空港の名前は? もう一度教えて」といつも子どものように喜んでいました。

結局母とは、フランス、イタリア、デンマーク、スウェーデン、オーストラリア、アメリカ（ボストン、ハワイ）に行きました。戦争を経験している母にとっては、こんなに遠くの国にいけるとは信じられない、といつも言っていました。母は、少し天然でおっちょこちょいな性格であり、笑える失敗も数多くありました。母との旅行では、いつも笑いがたえませんでした。

母は、「こんな経験ができるなんて、あなたのおかげでお母さんも幸せよ」と口癖のように言っていました。

晴天の霹靂《へきれき》

そんな元気な母が、体調の不良を感じはじめたのは、3月のはじめでした。

めったに病気をしない母でしたが、倦怠感と喉の痛みを感じて、近くの耳鼻科を受診したようです。そのころ、兄と一緒に柳川にドライブに行く約束をしていたそうですが、体調がよくないので中止にした、とあとから聞きました。その後、入れ歯が合わなくなったと、かかりつけの歯科医院に行き、そのとき歯科の先生から「体調がよくないのなら、お嬢さんに相談してみたらどうですか?」と言われたようですが、母はすぐに私に連絡はしませんでした。

その後、鎖骨の辺りに腫れ物ができて、小倉にある大きな病院に自分で受診しました。内科に行こうと思ったようですが、総合案内で「耳鼻科を受診するように」と言われて耳鼻科を受診しました。エコー検査をして、「心配ないですが、1か月後に再診してください」と言われたようです。そして、3月の末に私に電話がかかってきました。

「最近なんとなく調子がよくないんよね」と少し不安気な声でした。この2~3週間に起こったからだの不調や病院に受診したことなどを話してくれました。

はじめてその様子を知った私は、「私が診るから明日一人でクリニックに来られる?」と話し、「もちろん大丈夫よ。いつもみたいに新幹線で行くから。患者さんに迷惑にならないようにお昼休みの前に行くね」と少し安心した様子でした。

翌日の月曜日、母がクリニックに来ました。診察すると、思ったよりも大きな腫瘤《しゅりゅう》が、左鎖骨の上にありました。私はリンパ腫かリンパ節炎を疑い、血液検査をして、検査センターに至急ということで依頼しました。いずれにしても耳鼻科より血液内科で診てもらったほうがよいと思ったので、小倉記念病院の血液内科宛の紹介状を準備しました。その日の夕方にファクスで血液検査の結果が届きました。結果を見て愕然《がくぜん》としました。「末梢血に白血病細胞が認められるため白血病の疑いがあります」との結果でした。つい3か月前にはホノルルで元気に10㎞ウォークに参加した母が……。

信じられない気持ちでしたが、すぐに小倉記念病院の先生に電話をして、私が休みの翌々日の水曜日の外来を予約しました。母には、電話で「血液の病気の可能性があるので、専門の先生に診てもらったほうがいいよ。私も一緒に行くから」と説明しました。母は、「あなたが一緒に来てくれるなら安心ね」とそれほど大きな病気であるとは思っていない様子でした。

当日は母と病院で待ち合わせをしました。朝一番、外来が始まる前でしたので、それほど患者さんも多くはありませんでした。一通りの検査と診察が終わり、私だけ診察室に呼ばれました。

医師から「白血病に間違いないでしょう。首の腫瘤《しゅりゅう》は髄外腫瘍《ずいがいしゅよう》と思われます。その場合は進行も早いと思います。これから骨髄の検査をして、今日から入院していただきます。お母さんにはどのように説明しましょうか」と私が医師であるので、ある程度は理解しているだろうと思われる説明でした。

私は母に、「白血病という血液の病気で、これから少し詳しい検査をして、すぐに治療が必要だから今日から入院になるよ」と説明をしました。母は、わかったようなわかってないような顔をして、「こんなに元気なのに入院しないといけないの?」と、まだ自分のからだに何が起きているのか理解できていませんでした。

兄たちに連絡をしてすぐに入院の準備をしました。母は、これまで大きな病気をしたこともなく、お産以来入院ははじめてのことでした。とても不安だったと思いますが、そんなそぶりを見せまいと明るく振舞っていました。

急性骨髄性白血病

骨髄検査の結果がわかり、「急性骨髄性白血病」と診断され、早速治療がはじまりました。入院中の主治医から、母と私と兄に病気の説明がありました。

「白血病は血液のがんであり、固形がんではないので、治療法は化学療法(抗がん剤)しかありません。抗がん剤には副作用もあり、ご高齢なので体力が持たない場合もあります。少しつらいと思いますが、年齢に応じた治療を行いますので大丈夫でしょうか」と言われ、母は、「私は先週、こちらの耳鼻科で1か月後に再診してくださいと言われましたが……。このまま何も治療しなかったらどうなるんですか?」と主治医に尋ねました。「1か月後の命の保障はできません」と主治医からはっきり言われました。

その言葉に母も大変ショックを受け、その瞬間に病気の重大さを理解した様子でした。「先生、つらくてもがんばります。治療をしてください」と母は自ら申し出ました。

その後、私は一人残って主治医の先生から、さらに詳しく治療の話、病気の進行の予想などを聞きました。母は、腎臓も肝臓もまったく悪くはなかったのですが、やはり高齢であるということを考慮したうえで、副作用の少ない治療を行っていただくことにしました。「十分な治療ができたとしても、おそらく生命予後は1年くらいでしょう」と言われました。

動揺とともに涙が急にこみ上げてくるように感じましたが、主治医の前で涙は流してはいけない、と必死にがまんしました。

入院生活

母には、明日から治療が始まることを説明し、明日もまた来ることを約束して帰りました。

小倉から福岡までの帰りの新幹線のなかでは、現実を静かに受け止めていながらも涙があふれてきました。自宅に帰ると、さらに涙が止まりませんでした。

抗がん剤の治療がはじまってすぐは副作用でつらそうでした。私は、しばらくの間、毎日、診療が終わるとすぐに新幹線に乗って小倉の病院に行きました。母は、毎日不安な様子でした。

「仕事も忙しいのに、毎日来なくていいよ。でもあなたの顔を見ると一番安心する」とやはり不安いっぱいのようでした。

私はできる限り予定を調整して母に会いに行きました。

「この先、どれだけ母と一緒にいられるのだろう」と、毎日ベッドで涙を流していました。

講演や学会、委員会など土日も含めて多くの予定が入っていましたが、すべてキャンセルしました。

多くの関係者の方々にご迷惑をおかけすることになり、本当に心苦しく申し訳ない気持ちでいっぱいでしたが、残り少ない母との時間をできる限り一緒に過ごしたいと思いました。

母の入院部屋は個室でしたので、私もときどき泊まることができました。翌日が休日のときは泊まって、できるだけ一緒に過ごしました。

親戚や家族、ひ孫はもちろんのこと、母の友人達もよくお見舞いに来て下さいました。母の体調がよいときは、皆さんとの会話がとても楽しそうでした。

入院生活をはじめたころに、母は、「入院生活って大変ねえ。あなたはこれまでに何度か入院したけど、本当にえらかったねえ」と、昔、私が入院したころのことを思い出したように話しました。ずいぶん昔の話ですが、母が子どもを思う気持ちでしょう。母には本当に心配をかけたのだなあ、とあらためて思いました。

白血病の再発

はじめの3か月の化学療法で、いったん完解（白血病細胞がなくなった）に入ることができました。六月末に退院し、その後は自宅での療養がはじまりました。3か月間も入院していたので、足が弱り、体力も低下していました。それでも母は、「元気にならなければ」と言って、自宅の階段を昇り降りしたり、ときどきお店で仕事をしたりと、元の生活に戻ろうとしていました。

このまま再発がないことを、心から願っていました。私が小児糖尿病のサマーキャンプにでかけている最中に、母の定期受診日が重なりました。主治医から私の携帯に電話があり、「白血病が再発しており、再度の入院治療が必要である」ことを知らされました。

だんだんと母の死が近くなってきていることを感じ、すぐにでも母のところに帰りたい気持ちでしたが、サマーキャンプが終わるのを待って、すぐに母のところにかけつけました。

「また入院せんといけんのかねえ。またしばらく家には帰ってこれんね」と自分でも病気が完治していないことを、少しずつわかっている様子でした。

お見舞い・応援のメッセージ

入院中はたくさんのお手紙や応援メッセージをいただきました。母もとても嬉しそうにしていました。「皆さんに心配かけて申し訳ないねえ。ありがたい、ありがたい」といつも言っていました。

ホノルルマラソンに一緒に参加した方々から、「いつもゴールの前で、名前を呼んで応援してくださったことを感謝しています。今度は僕らが応援する番です」というメッセージをいただきました。毎年ホノルルマラソンの10㎞ウォークに参加していた母は、自分の競技が終わったあとは、われわれのチーム（ＴＤＪ）のフルマラソン最後の参加者がゴールするまでの数時間、ずっと大声でみんなの名前を呼んで応援していました。参加した方にとっては、最後の一番つらいときの母の声が力になったようです。もちろん私も、母が「まあちゃーん、がんばって～」と大きく手を振りながら笑顔で、ホッとした様子で応援してくれた姿が忘れられません。

入院生活も長くなり、母は、「もうホノルルマラソンには行かれんねえ。みんなの応援だけでも無理やろうか」と、さびしそうにポツリと言いました。私は、その場で「元気になったら行けるよ」と母を元気づけるために言いました。しかし、よく考えて、もしかしたら無理ではないかも知れないと思い、主治医に相談をしてみました。

主治医は、「そうですね。これからの治療の反応次第ですが、12月ごろに体調が少し回復して行けるように治療計画を立てましょう。おそらく、これがお母さんにとって最後のホノルル旅行になると思います。娘さんが医師でなければ、許可は難しいですが…」と理解していただきました。母もそれを聞いて大喜びでした。「ホノルルに行けるように治療をがんばる！」と、希望を持ってつらい化学療法にも耐え、足腰が弱ったからと、室内で理学療法の先生に来ていただきリハビリも行いました。

治療の途中で、血小板が著明に減少し、全身に出血傾向が見られたときは、もうだめなのかと思いましたが、なんとか輸血で回復しました。その後も何度か危ないときもありましたが、11月中旬には少し元気になり、「このまま大きな問題がなければ12月にホノルルに行っても大丈夫でしょう」という許可を主治医からいただきました。

ちょうど寒い季節になっていましたので、風邪を引かないように注意して、ホノルルに出発する3日前に退院することができました。

母と一緒の最後のホノルルマラソン

福岡空港まで兄が母を連れてきてくれました。足はずいぶん弱っていましたが、杖を使って歩くことはできました。母は自分で歩いて移動すると言いましたが、これから旅が長いのだからと説得し、空港内では車椅子を利用することにしました。日本でもホノルルでも、空港では大変親切にしていただき、車椅子での不自由さを感じることはありませんでした。

そんなときも母はいつも「ありがたいねえ。こんなに親切にしてもらって」と感謝の言葉を繰り返していました。

ホノルルに着くと、母は「夢みたいやねえ」と毎年来ているのに、今回は長い入院生活の後だったので特別に嬉しかった様子でした。

ホノルルマラソン前日の、ＴＤＪの懇親会では皆さんから「お母さん、元気になられてよかったですね」と、温かいお言葉をかけていただきました。母も「ご心配をおかけしましたが、ここまで来ることができてよかったです」と、とても嬉しそうでした。

ホノルルマラソン当日、母は、例年のように、われわれフルマラソンを走るメンバーがゴールする時間帯に、ゴール近くで待機して応援をしてくれました。メンバーの名前を大声で呼んでいたようです。私は、ゴール近くで応援してくれている母の姿をみて、ホッとしたのと同時に、これが母と最後のホノルルなのだなあと思い、このまま時間が止まってほしい気持ちでした。

11回目のホノルルマラソン、私は3人の先生方と一緒に手をつないでゴールしました。支えてくださる人がいて、一緒に喜ぶ人がいて、そんな幸せを実感した瞬間でした。

母は私にいつもこう言っていました。「あなたはよい人たちに恵まれているね」

沖縄への家族旅行

父のときもそうでしたが、家族のみんなが休みがとれるお正月に、沖縄に行くことにしていました。母との思い出を少しでも作っておきたい、と思うのは家族みんな同じ思いでした。

そのときは、母にとってのひ孫も1歳半でしたので、子ども、孫、ひ孫と四世代の家族10人での旅行となりました。首里城《しゅりじょう》やちゅら海水族館などの観光地では、孫の幸太郎が母の車椅子を押して母の世話をしました。

母は、「家族みんなで、孫もひ孫も一緒に旅行できるなんて幸せね〜」といつものように「幸せ言葉」を連発していました。父と行った最後の旅行を思い出したようでした。口には出しませんでしたが、母もこれが家族との最後の旅行であることは、うすうす気がついていたのだと思います。

3回目の入院

沖縄から帰って来て、次の受診のときに、予測していたことではありましたが、やはりまた再発していることがわかりました。

主治医の先生から「今度は自宅に帰られないかもしれません」と言われました。

入院の前日がちょうど兄の誕生日でしたので、それを

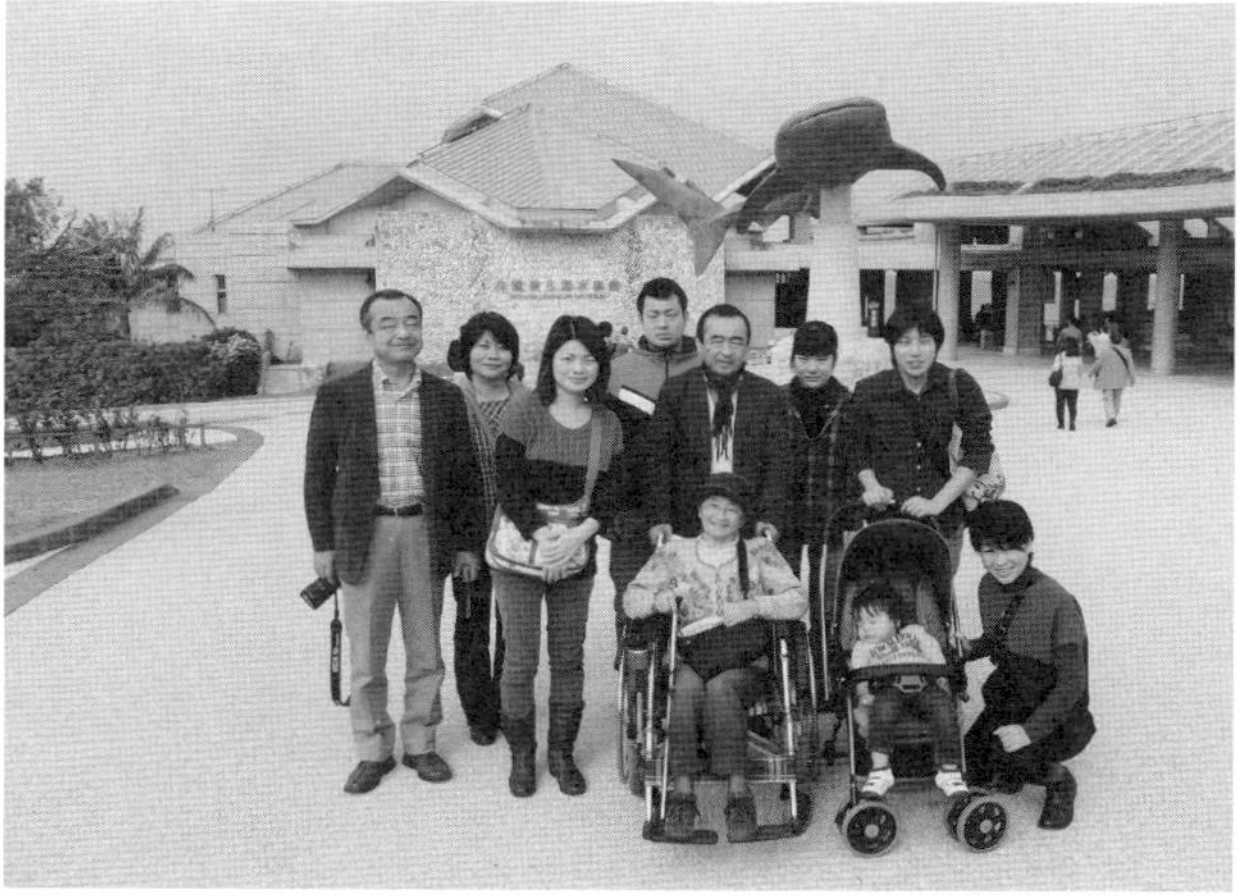

家族で沖縄旅行（2013年1月）

理由に母の家で家族全員集まって夕食をとることにしました。ケーキを買ってみんなでお祝いをしました。これが自宅での母の最後の夕食となりました。

エンディングノート

今回の入院中も、できる限りの時間を作って、福岡から母のところに行きました。

ある日、母が「エンディングノート、って言うのがあるの？　それ、買ってきて」と私に言いました。

「どうして?」と聞くと、「この前、高校の同級生がお見舞いに来てくれたときに、その話になったんよ。この年になるといつ死ぬかわからないから、子どもたちのためにも残しておいたほうがいいんやないかな、と思ってね」

私は、はじめ、母が自分の余命を悟ってのことなのかと思いましたが、あまりにもさらりと話したので、そうではない様子でした。

「そうね、この前NHKでもその話題しとったね。最近流行《はや》っているらしいよ。今度買って来るね」と返事をしました。

私は早速、博多駅に隣接している東急ハンズに行って、エンディングノートを2冊購入しました。1冊は自分用に買いました。

母のところに持って行き、一緒に1頁ずつ確認しました。

「エンディングノートとは、『自分らしい終焉を迎えるために何をすべきか』が綴られます。終末期医療についての対応や葬儀への希望、友人や知人などへの連絡先、貯蓄・保険・年金・その他の貴重品の情報など、突然死亡したときにでも家族が困惑しないための情報を書いておきましょう。」と書かれていました。

母は、「あなたたちが困らないように、保険や銀行通帳などはまとめているからね。退院したときにある程度は家のなかも整理したから」と、そのときはじめて私に話してくれました。母も私に気をつかったのでしょう。あまり深刻な表情は見せず、

「お葬式の希望まで書いてあるんやね。お母さんは華やかなほうがいい。お父さんのときみたいにね」と。

結局、エンディングノートに母が自ら書き残すことはありませんでしたが、十分に母の意志を聞くことができてよかったと思いました。

最後の10日間

3月半ばを過ぎたころ、母は、「もうすぐ桜の季節やねえ」と不安そうな声でつぶやきました。今年もまた満開の桜が見られるのだろうか、という願いだったのでしょう。少し体力も落ちてきていました。すでにこれまでにできるだけの治療をしていました。化学療法が効かなくなってきており、肺炎を併発しました。白血病を発症して、そろそろ1年になるころでした。

母は、「仕事で忙しいのに、いつも来てくれてありがとね。あなたが来てくれると一番安心するんよ。お母さんは十分よくしてもらった。あなたを頼りにしている患者さんがたくさん待っているから、これからは患者さんのためにがんばりなさい」

私は、最後まで母のそばにいたいと思い、それから母が亡くなるまでの10日間、自分の仕事はほかの先生にお願いして、ずっと母の病室に泊まりました。母は、意識がもうろうとしてきていましたが、ときどき目を開けては、「今日は水曜日でも日曜日でもないのに、どうしてここにいるの？診療は大丈夫なの？」と思ったのでしょう。不思議そうな目で私を見ていました。

「大丈夫よ。ずっとここにいるからね」と母の手を握りました。

病室の窓から見える小さな桜のつぼみが咲き始めたころ、母の意識はすでにありませんでした。役所関係の電気工事の仕事の期限が3月末なので、ミナミ電器の仕事が一番忙しい時期です。なんとかもう少しがんばってほしい、と兄（長男）は願っていました。

母もわかっていたのでしょう。4月を待っていたかのように、4月1日の朝から血圧が下がっていきました。午後から呼吸も乱れてきました。兄（次男）はずっと母のそばから離れませんでした。ときどき呼吸が止まると、「お母さん、お母さん」と一所懸命に呼んでいました。

最後に母が、少しまぶたを開きました。あっ、と思った瞬間に心電図の波形がとまり、自分の力で静かにまぶたを閉じました。兄たちと私の3人で母を看取ることができました。しばらくは母のからだから離れることができませんでした。私は深い悲しみとともに、映画のエンドロールの最後に〝The End〟という文字が出るように、母の79年の人生が幕を閉じたんだなあ、と不思議な感覚に包まれました。

「ありがとう。お母さん」

きっと母の心に届いたことと思います。

母の葬儀

祭壇は、母が大好きな花でいっぱいにしました。また、供花や弔電もたくさんいただき、会場には人も供花も入りきれないほどでした。母の希望通り、華やかな葬儀になりました。

葬儀に参列していただいた私の研究室の先輩、西山公恵先生から母の思い出をはじめてお聞きしました。

「昔、私が八幡製鉄病院に勤務していたときに、1型糖尿病の患者さんたちのお母さんの会を主催して、その際に先生のお母さんに来ていただいたの。そのときにお母さんが話されたことが忘れられなくて。『私は娘を信じています。きっと皆さんのお子さんも、自分の力で生きていけるようになりますよ』それを先生にお伝えしたくてね」

その話を聞いて、なんとか抑えていた涙がどっとあふれ出し、さらに止まらなくなってしまいました。

母が残してくれた言葉

母は、明るくて優しい女性でした。商売をしていたせいか、誰とでもすぐに仲良くなれる女性でした。ホノルルマラソンや、海外の学会などによく一緒に行ったので、私の知り合いの先生方とはすぐに仲良くなって、大変可愛がっていただきました。

子どものころから、「人のお役に立てるような人間になりなさい」と言われていました。

中学生のときに、私が糖尿病になったことで、母は一番つらかったと思いますが、私の前では涙を見せることはありませんでした。

私が高校生のころ、「あなたはいい友達に恵まれて、いい先生に出会って本当に幸せね」

といつも幸せ幸せと言って、前向きになれる言葉をかけてくれました。

私が東京女子医科大学の研修医としていつも遅くまで仕事をしていたころ、「いつ電話をかけても留守電になるのよね」ということで、ときどき手紙をくれました。そのころは固定電話しかありませんでした。手紙の最後には、必ず「あまり無理をしなさんな。からだを大切にね」と書かれていました。

78歳まで、病気ひとつせずとても元気でした。「元気でありがたい」が口癖でした
海外旅行に一緒に行くと、必ず「あなたのおかげでお母さんも幸せよ」と言ってくれました。

母がはじめて小児糖尿病を持つお母さんの会で話をしたとき、自宅に帰ってから私に「今日、お母さんたちにお話をして、皆さんから感謝されたの。嬉しかったよ。あなたは人のお役にたつ仕事ができて本当に幸せね」

そして、最期に、「あなたはよい人に恵まれているから大丈夫よ」

これから先もずっと、そんな母が父と一緒に天国から私を見守ってくれているのだと思います。

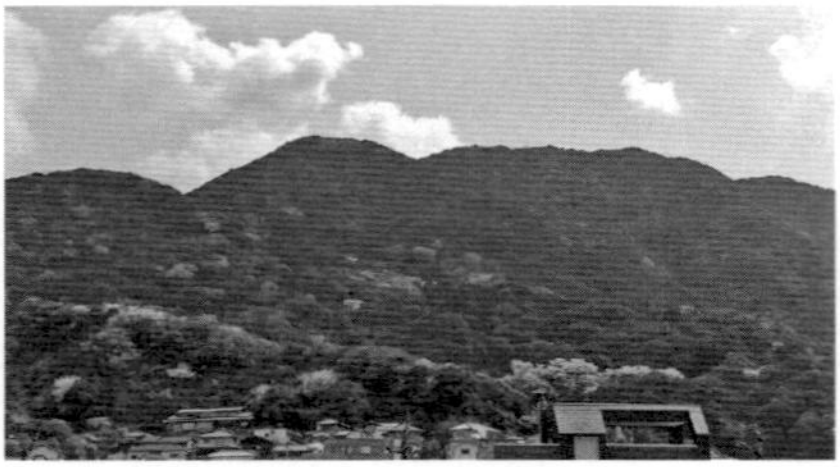

実家の母の部屋（３階）から撮った写真
母が毎日眺めていた桜と緑です
麓の寺に父と母が眠っています

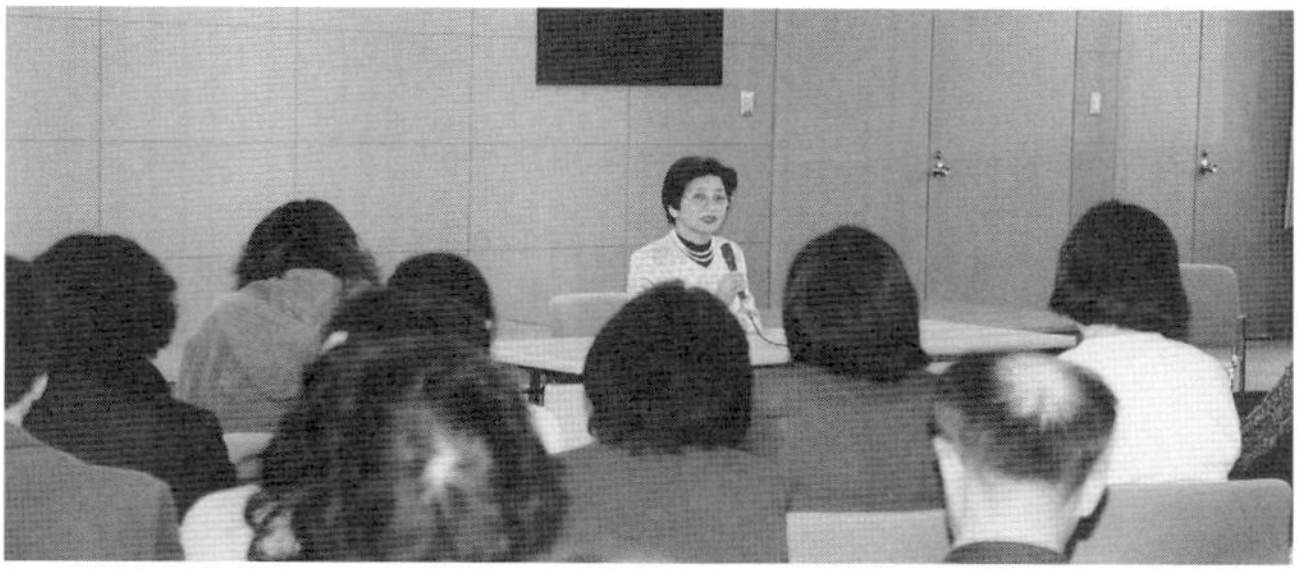

１型糖尿病の子どもを育ててきた体験談を語る母（2000 年３月）

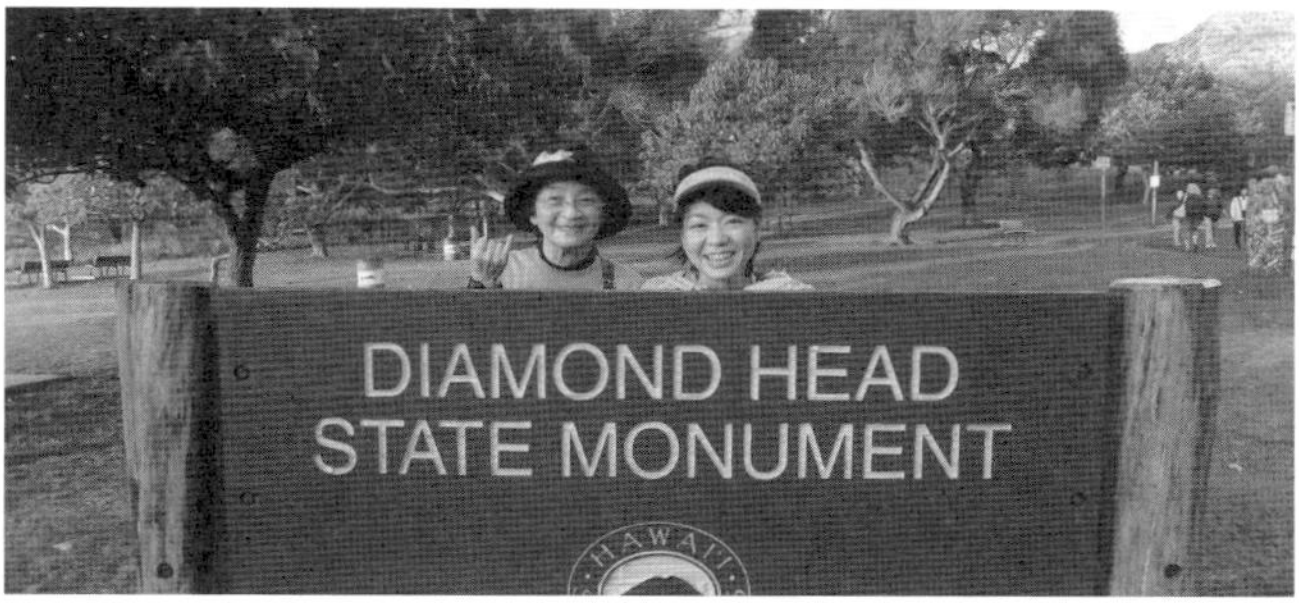

ホノルルで母と（2011 年）

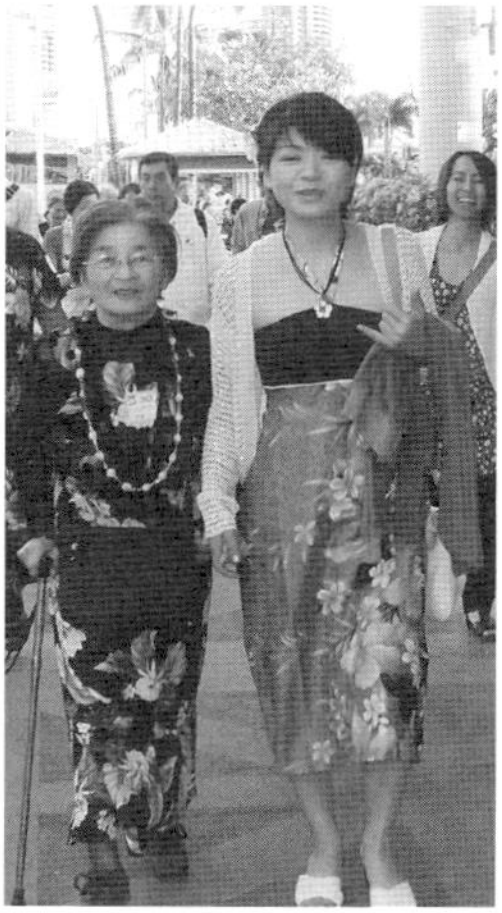

ホノルルで母と（2012 年）

終章●あらたなるステージへ

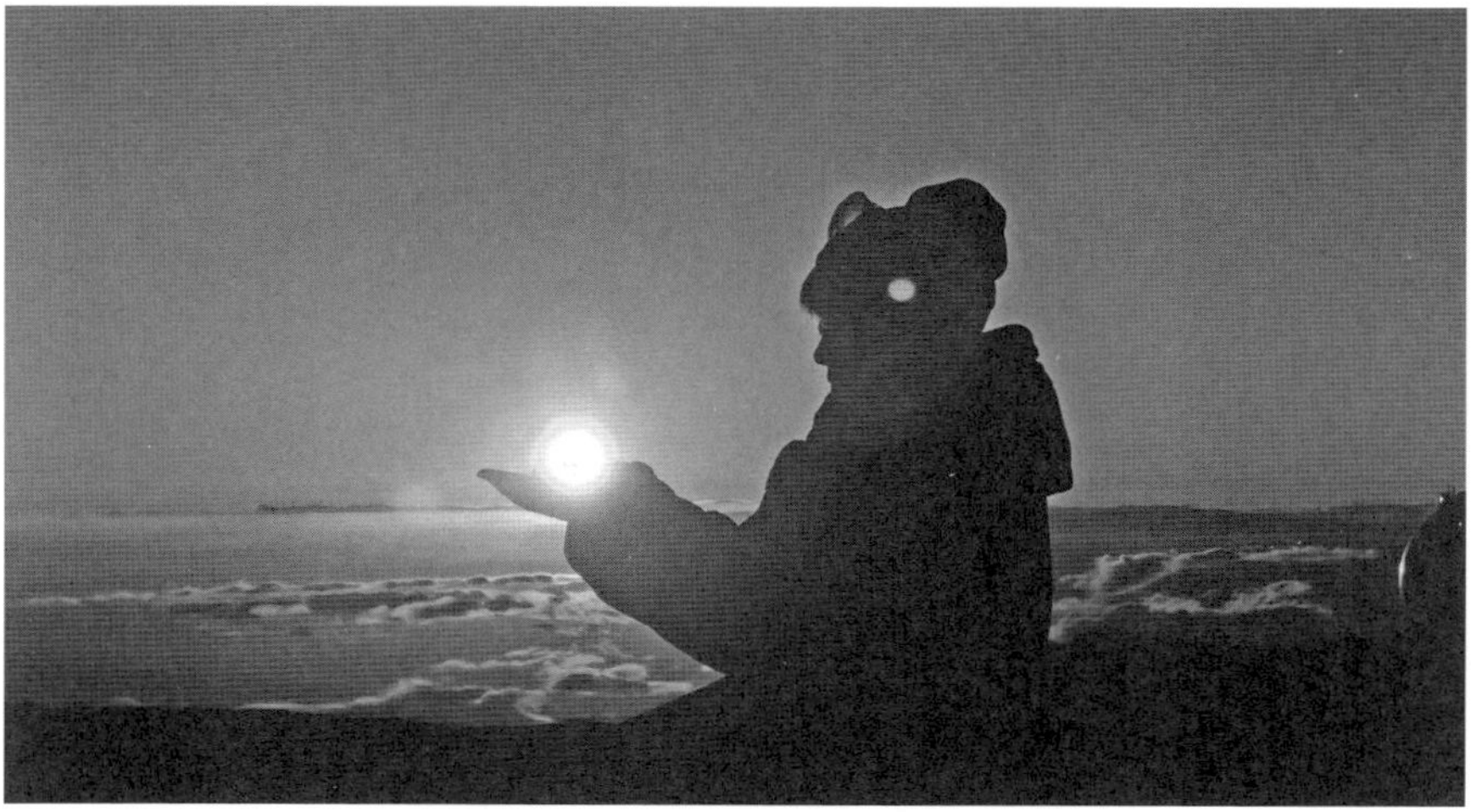

ハワイ島マウナケアにて（2018 年）

これから　糖尿病臨床研究センターの立ち上げ

とても元気だった母が思いもかけない病気になり、1年の闘病生活の後に亡くなってしまったことで、人生は本当に何が起こるかわからないことを改めて痛感させられました。

開業してこれまでは、波風はありましたがなんとか順調に乗り越えてくることができました。しかし、私の人生も私の身体も、これから先、いつどんな病気になるかわからない、いつどんな事故に遭うかわからない、とそれまで以上に痛切に思うようになりました。50歳を目前にしたころから、父がよく私に言っていた「まさかの坂」に備える必要があることを強く思いはじめました。

開業するときは、「仕事ができなくなったら、クリニックを閉院して、そのときはそのときでどうするか考えていけばいい」そんな思いでいました。その後たくさんの患者さんやスタッフに支えられてきた自分の人生を振り返ってみると、皆さんに迷惑が及ばないよう、また皆さんが困ることがないようにすることも、私の大事な責任のひとつであると自覚するようになりました。

２０１３年（平成25年）から、糖尿病専門医である二村《にむら》育実《いくみ》先生が常勤の医師として一緒に仕事をしてくれるようになりました。小児糖尿病のサマーキャンプやホノルルマラソンなどで私が留守にするときは、安心してクリニックをお願いできるようになりました。

そして２０１７年（平成29年）から、私と同じ1型糖尿病患者である前田《まえだ》泰孝《やすたか》先生（１８１頁参照）が、九州大学を退職して私のクリニックに勤務していただけることになりました。前田先生は、長年、九州大学や米国のジョスリン糖尿病センターで、糖尿病の基礎や臨床を勉強され、研鑽《けんさん》を積まれてきました。

私は1998年（平成10年）に開業後、たくさんの糖尿病の患者さんを診察しその大切なデータを蓄積してきましたが、それを解析したり研究したりすることができずにいました。現在、通院中の1型糖尿病の患者さんは、西日本で一番多い施設となり、臨床研究を行うことも大事な社会的使命となっています。そんなときに前田先生と再びご縁があったことはこのうえない幸運でした（前田先生は、アメリカ留学前に数年間、クリニックで土曜診療を手伝ってくれていました）。前田先生が培《つちか》ってきた臨床研究の能力を生かし、南昌江内科クリニック糖尿病臨床研究センターを立ち上げ、いまはセンター長として活躍してくれています。また、スタッフの指導のみならず、クリニックで1型糖尿病の勉強会を行い、外部の若い先生たちへの指導も行っています。

私一人ではできなかったことが、出会った方々のお力添えにより、さらに幅広い臨床と研究が可能になりました。

今後、医学はさらに進歩していくでしょう。また、時代の変化とともに、医療へのニーズも時々刻々と変化してきます。

初心を忘れることなく、時代の変化とともに、新しいことは積極的に取り入れながら日々前進し続け、この先さらに20年、それ以上にわたって広く世のなかに貢献できる施設であり続けたいと思っています。

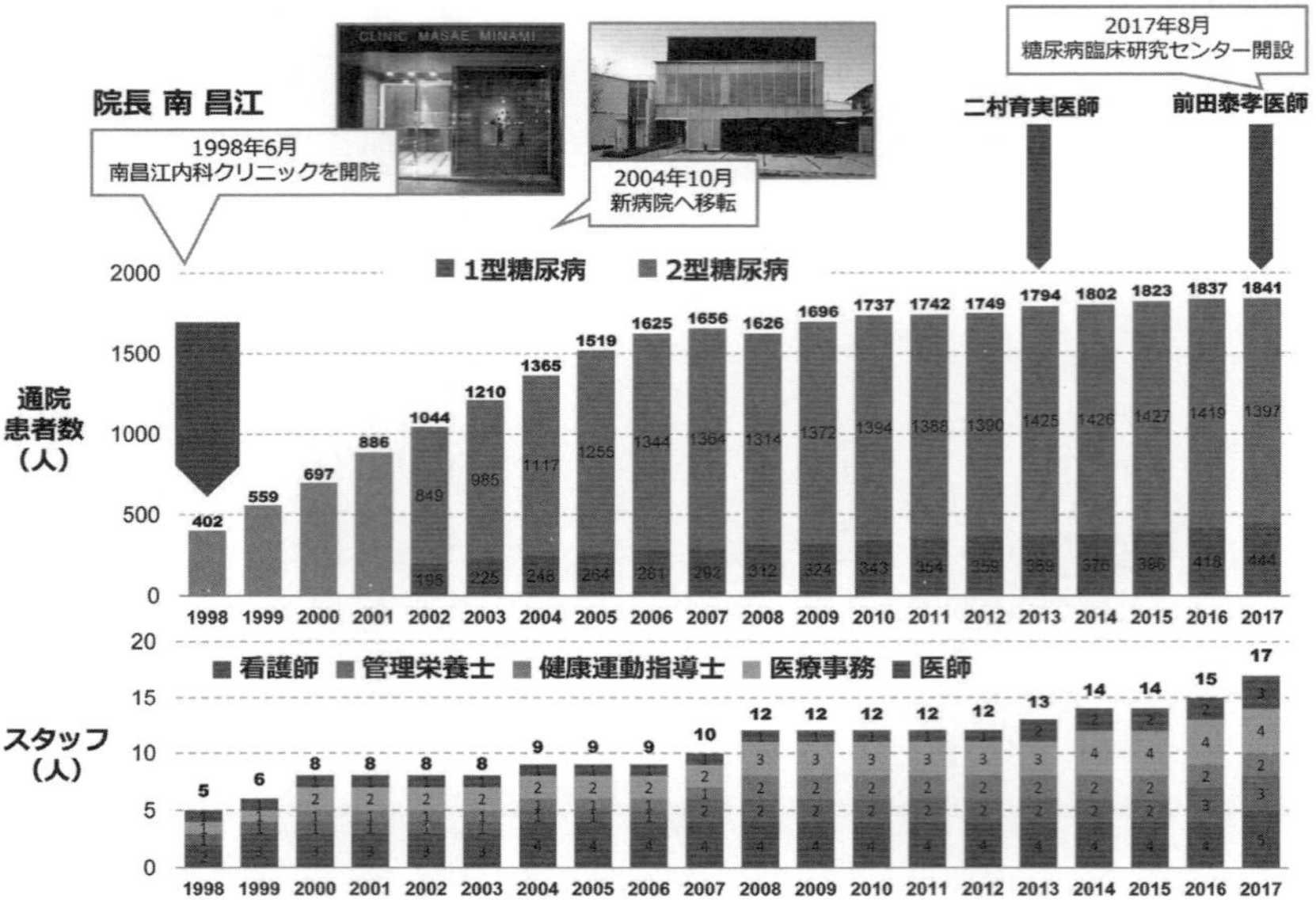

南昌江内科クリニックの患者数とスタッフ数（2017 年まで）

南昌江先生の20年の情熱

南昌江内科クリニック 糖尿病臨床研究センター センター長 前田《まえだ》泰孝《やすたか》

南先生とお会いして、あるいは講演などで接して、みなさんが思い描く人物像はどのようなものですか。理知的なビジネスウーマン、後輩思いの教育者、そしてチャーミングな大人の女性といったところでしょうか。南昌江先生はわたしたち1型糖尿病とともに生きる医師の先駆けとして、さまざまな仕事に取り組んでこられました。そのなかでもっとも重視されたのは「患者さんサイドの視点からのクリニック作り」です。

1型患者会「Ｉ《あい》の会」と2型患者会「歩《あゆみ》の会」で行われるイベントでの患者さんやご家族との交流は、患者さんにとっても医療スタッフにとっても「継続できる糖尿病治療」をささえるモチベーションになっています。ご自身も子どもをとして、あるいはヘルパーとして参加されたご経験がある福岡小児糖尿病サマーキャンプ「ヤングホークス」では、仲村吉弘先生（元福岡赤十字病院内科部長）のもとで岡田 朗先生（岡田内科クリニック）とともに、運営の中心的な柱となって支えて来られました。同じ1型の子どもたちにとって、先輩の南先生の存在はきっと心強いことだろうと思います。

もう一つの南先生の姿は、フルマラソンを駆け抜けるアスリートです。運動は糖尿病患者さんの大事な治療の一環というだけではなく、自己実現という高次の人格形成に重要な役割を果たします。南先生は糖尿病患者さんと医療スタッフの混成チーム〝Team Diabetes Japan（ＴＤＪ）〟を設立されました。ＴＤＪでは糖尿病だからと言ってできないことはない、という意味の「No Limit」を理念とし、運動によるＱＯＬの改善とコミュニティ形成、糖尿病の啓蒙活動を行っています。その実績が日本糖尿病協会から認められ、協会の公式チームとなりました。

日常診療においても、子どもの発達や患者さんの仕事上の役割、そして老化を迎えるにあたっての人生観など、社会的・心理的な背景が治療に影響するとても重要な因子だとして配慮しています。なかでも患者さんのご家族との関係性、協力体制の構築を大切にしています。

日本糖尿病療養指導士（ＣＤＥ）の養成にも力を入れられています。クリニックのスタッフへのＣＤＥ取得の勧奨だけでなく、各地で開催されているＣＤＥのための勉強会でも教育講演をされています。最近は近隣の若手医師を集めて持続グルコースモニタリングを活かしたインスリン治療の勉強会も開催するなど、職種や地域の垣根を超えた教育活動にも尽力しております。

また、多くの方は初めてクリニックにお越しになられると、第一印象としてとても清潔感のある落ち着ける雰囲気だとお感じになると思います。エクステリア・インテリアのデザインから四季を彩るお花まで、患者さんがリラックスした状態で治療に取り組めるよう随所に工夫がなされています。

ご紹介したような医療への貢献は一朝一夕に成せるものではなく、南先生の情熱が20年という時を経て結実したものに他なりません。今後もぜひ患者さんや医療スタッフを導いていただきたいと切に望む一方で、南先生はこの世に一人しかいないという事実は覆せません。同じ情熱を持った医療者に、南昌江内科クリニックの20年の創意工夫が詰まった糖尿病医療モデルを普及させることができればより多くの患者さんを救うことができます。

そこで、臨床研究を通して南昌江内科クリニックの20年の軌跡からこれからの糖尿病治療に活用できるメソッドを導き出し、普遍化する必要が出てきました。実はそれこそが現在糖尿病診療を取り巻く世界で十分に満たされていないニーズでもあるのです。糖尿病治療は進化しました。そこに疑問符を抱く者はいないでしょう。しかし、現状で十分かと問われると首を横に振らざるをえません。

かつて、無理に薬物療法を強化してとにかくヘモグロビンＡ１ｃを下げることだけを目指した臨床試験は低血糖や肥満を助長し、かえって死亡率が高くなるという結果に終わりました。この失敗はきちんと次の方針に活かされ、現在の治療目標は血管合併症を起こさず、健康寿命を延伸することにシフトしました。さらに、加齢の影響や理解力、経済力など患者さんの背景についてもようやく注目され、高齢者の治療ガイドラインや薬の整理など具体的な対策が示されるようになってきました。

このように糖尿病治療はまだまだ発展途上にあります。さらには、今後絶え間なく変化していくであろう糖尿病を取り巻く状況を的確に迅速に把握し、問題点を予測しなければなりません。変わっていく「現場」に求められるものは「現場」から創り出す。いま、私たちはクリニックの20年の軌跡を科学的に正しい方法を用いて形にすること、そしてリアルワールド由来の新しい治療法の提唱を目標にしています。

これからの医療、これからの南昌江内科クリニック

さて、ここからは未来の糖尿病医療に関する話題を提供し、読者である患者さん方、医療者の皆さんと共有できればと願います。まず、過去から現在に至るテクノロジーの歴史から紐解いてみましょう。

近年、人工知能（ＡＩ）の登場で世界が大きく変わると予想されていますが、医療はどう変わっていくのでしょうか。１９７０年代から、コンピューティング技術のパーソナルユース、いわゆるパソコン（ＰＣ）が一般企業から家庭に普及しました。このころから、一部の医療機器もコンピュータ制御技術によって大きな進歩を遂げました。１９９０年代後半からは、インターネットによる情報発信のハードルが下がったことによって、オンラインジャーナルによる先進的な医療情報の収集が容易になりました。２０００年代からは、ネットワーク技術が進歩し、医療機器のＩＴ化によって電子カルテが標準的な医療記録として認められ、またたくまに普及しました。さらに、レセプトシステムが電子化したことで保険者側に蓄積したデータベースを利用した疾病動向の把握が迅速になってきました。日本中の電子カルテの医療情報を突合させて疾患ごとのビッグデータを作成しようという動きも盛んです。歴史をたどると、医療にもテクノロジーの進歩が大きな影響を与えていることがよくわかります。

もっと患者さんにとって身近な話題はいかがでしょうか。一昔前までは病院や治療法を自分で探して考えて選ぶという行為は、あまり一般的ではありませんでした。情報が自在に手に入るいまでは、自分のライフスタイルに合いそうな医療機関を検索することや、セカンドオピニオンを求めて専門医を訪ねることなど当たり前のことですね。実はここに落とし穴があります。

「当たり前」という言葉に対してどんな感情を持たれたか振り返ってください。ドキリ……適切な医療を選ぶために必要な「正しい」情報とはどれ（どこ）ですか。現在はＳＮＳの普及により情報源が不明瞭化し、フェイクニュースが蔓延してることが問題視されています。医療においても、臨床研究の技術的なハードルが低下したこともあり、玉石混淆《ぎょくせきこんこう》の情報がネットやメディアにあふれています。その結果、「フェイク医療」の蔓延をもたらしました。偽りの数字、眩惑のグラフ、甘美な言葉で健康という名の虚像を作り上げ、自らを潤すためだけに苦しむ患者さんを欺くことは私たち医療者にとっても許し難い行為です。私たちは荒ぶる情報の氾濫に対して、なんとか自警組織を備えなければなりません。

本来ですと私たち医療者が、厳選した有益な情報を患者さんに必要なタイミングで提供できればよいのです。しかし、患者さんにお会いできるのは多くても月に1度きり、数分間の「診察」という名のわずかな「逢瀬《おうせ》」です。糖尿病療養指導にかけられる時間も30分から1時間というところでしょう。こんなことでは聖徳太子だって十分に指導内容を理解して実行に移すのは無理というものです。結局のところ、「患者さんが主治医ですよ。日常管理はおまかせしました。頑張ってくださいね。」と言わざるを得ません。ある意味では丸投げと批判されても仕方がないところで、常々プロとして情けない話だなと嘆いておりました。

ただ、このように問題がはっきりしていれば、解決策は技術とお金と時間をかければ出てくるものです。皆さんはお医者さんが「処方」する携帯アプリのことをご存知ですか。代表的なものはWellDoc,Inc.社が開発した「BlueStar Diabetes」です。これを使用するだけでヘモグロビンＡ１ｃが2％近く下がるという驚くべき臨床試験の結果が得られており、欧米ではすでに医療保険が適用されています。一体どんなすごいをしてくれるアプリかというとそこは想像の範囲内で、一般的な米国糖尿病学会の糖尿病療養指導マニュアルに準じてアドバイスをくれるというものです。体重、血糖、食事、運動などの生活状況や健康状態に応じて適切なフィードバックをくれます。緊急時には専門医や救急医への受診勧奨も行ってくれます。

このアプリのおかげで無駄な薬物療法や重症低血糖による入院治療などが減らせますので、なんと50％以上の医療コストの削減効果も示されています。別のアプリではインスリン単位数の調整をアドバイスしてくれるものもあります。このような医療アプリの利点は、決して人間よりも優れた指導をできるということではなく、必要なタイミングに必要なことをリアルタイムに指導してくれるという点です。

糖尿病に代表される慢性疾患の治療は、患者さんの生活すべてにまたがる「線」でなければなりません。ところが現状はどうかというと、月に一回の療養指導という疎《そ》な「点線」になっています。医療アプリの効果が示したものは、一時も途切れない患者さんに密着した療養指導の重要性そのものではないでしょうか。しかし、大変残念なことに日本ではこのような画期的ツールは使えないのです。（２０１８年6月現在）期待を持たせて誠に申し訳ございません、で済ませたくはありません。声を挙げましょう。「どうしてこんな便利で効果が明らかで医療費も減らせるものが〝技術立国日本〟にないのですか？」と。

もう一つの喫緊の問題が患者さんの「高齢化」です。現在日本全国で、２型糖尿病患者さんの高齢化率（65歳以上の割合）は約70％と言われています。そこで、クリニックに通院中の1型糖尿病患者さんの年齢分布から、統計学的な手法を用いて２０２５年の1型高齢化率を予測してみました。その結果、１型糖尿病患者さんのなかで、65歳以上の高齢者さんの割合は２０１６年には8.3％でしたが、２０２５

年には17・5%と倍以上に増えることが推計されました。おそらくインスリン療法が進歩し、合併症の予防と治療が確立してきたことが原因と考えられますので、まずは喜ぶべき数字でしょう。

しかし、同時にさまざまなリスクを孕《はら》んだ状況になるであろうことは容易に推測できます。認知機能が低下した患者さんでは、インスリンの打ち忘れ・打ち間違いによって、糖尿病性ケトアシドーシスや無自覚性低血糖などを起こす方が増えるでしょう。介護が必要になった方を受け入れる体制も整っている、とは言いがたいのが現状です。平成29年の全国老人保健施設協会の調査では、インスリン注射や血糖測定などが障壁《しょうへき》となって、介護老人保健施設の2割が「受け入れ困難」または「安定していれば対応」との回答をしています。人生１００年時代が謳《うた》われ、「長生きするリスク」という言葉も聞かれます。医療保険の自己負担額もじわじわ増すなかで、年金暮らしのご老人に高額な治療費がのしかかってきます。生命保険にも満期があります。せっかく医学が進歩して寿命が伸びても、経済的困窮により十分な治療が受けられなくなるのではないかと強く懸念いたします。

正直なところ２０２５年問題は1型医療にとっても大ピンチだと認識しています。足腰が悪く、交通費がまかなえないために都心の専門病院への移動ができず、地域の基幹病院に釘付けになっている高齢の1型糖尿病患者さんたちは、すでにこれらの問題に直面しています。少なくとも医療者の立場で、できることを考えて共有しなければなりません。米国糖尿病学会の機関紙の一つである「Diabetes Spectrum」誌は、専門の医療者向けに治療を個別化するための戦略を策定するだけでなく、糖尿病自己管理をしている患者さんのための教育を支援する役割があります。２０１４年にすでに「高齢1型糖尿病患者のマネジメント」という総説が掲載されていました。とても具体的で網羅された内容でしたので和訳して南昌江内科クリニックのウエブサイトに掲載しております。医療者の方だけでなく、ご高齢の1型糖尿病患者さんを介護されている方、もしくは老後に不安を抱いている1型糖尿病患者さんなどにぜひ読んでいただければ幸いです。

そのなかで一つ期待できるのが「技術の進歩」です。特に保険適応になった持続グルコースモニタリング（CGM）機器を利用した血糖管理は、危険な低血糖や高血糖を予測する上で大きな力になってくれるでしょう。また、CGMと併用する新しいインスリンポンプは、低血糖を予測してインスリンの注入停止をしてくれますし、設定しておけば食事時間の注射アラームも出してくれます。将来的には基礎注入レートを半自動化したポンプも手に入るかもしれません。

高齢化の時代には、テクノロジーの進化によるある程度の自動化はやむを得ないのかもしれませんね。その頃には医療にもきっとAI技術が登場してくるでしょう。蓄積したCGMデータから生活パターンを予測し、完全自動型のインスリンポンプが出てくるのもそう遠い将来ではないかもしれません。ディープラーニングによる食事画像からの栄養価抽出技術や、スマートフォンの加速度センサーでわかる運動量など、血糖値以外のさまざまなパラメータも使えば、もっと正確なインスリン療法ができるはずです。

患者さんの背景もとても重要と申し上げました。ゲーム感覚で性格診断や認知機能スクリーニングができるアプリなどもあったらよいですね。真に優れた治療技術を患者さんにあわせてカスタムメイドで届け、治療が苦行にならないように新規技術でサポートする。私たち医療者は、自動化された治療アルゴリズムが適切であるかどうかを常に監視し、修正を積み上げてより良い治療介入ができるように尽力する。それが未来の理想的な糖尿病医療のあり方になるのではないでしょうか。

最後に、自戒も込めて将来の若い医療者の方々へ向けた言葉で結びます。どんなに治療アルゴリズムが進歩しても、患者さんが受け入れてくださらなければ何も意味がありません。未来が完全に予測できる、などと傲《おご》る医療者は稀有《けう》な存在であり、かりに可能であったとしても医療全体としてはマイナスです。もちろん、人間の感情がある程度のパターンをもっていることは確かです。医療におけるネゴシエーション能力とは、パターンの引き出しをいかに多く知っているか、体験してきたかで磨くことができます。でも、信頼できない相手とはネゴシエーションなんてできません。

「信頼とは生長の遅い木である」ゆっくりと、患者さんとの信頼関係を築きあげるのに王道はありません。誠実に、あきらめずに、大いなる愛を胸に接してください。その先にきっと困難な問題を解決するための道が拓けるでしょう。

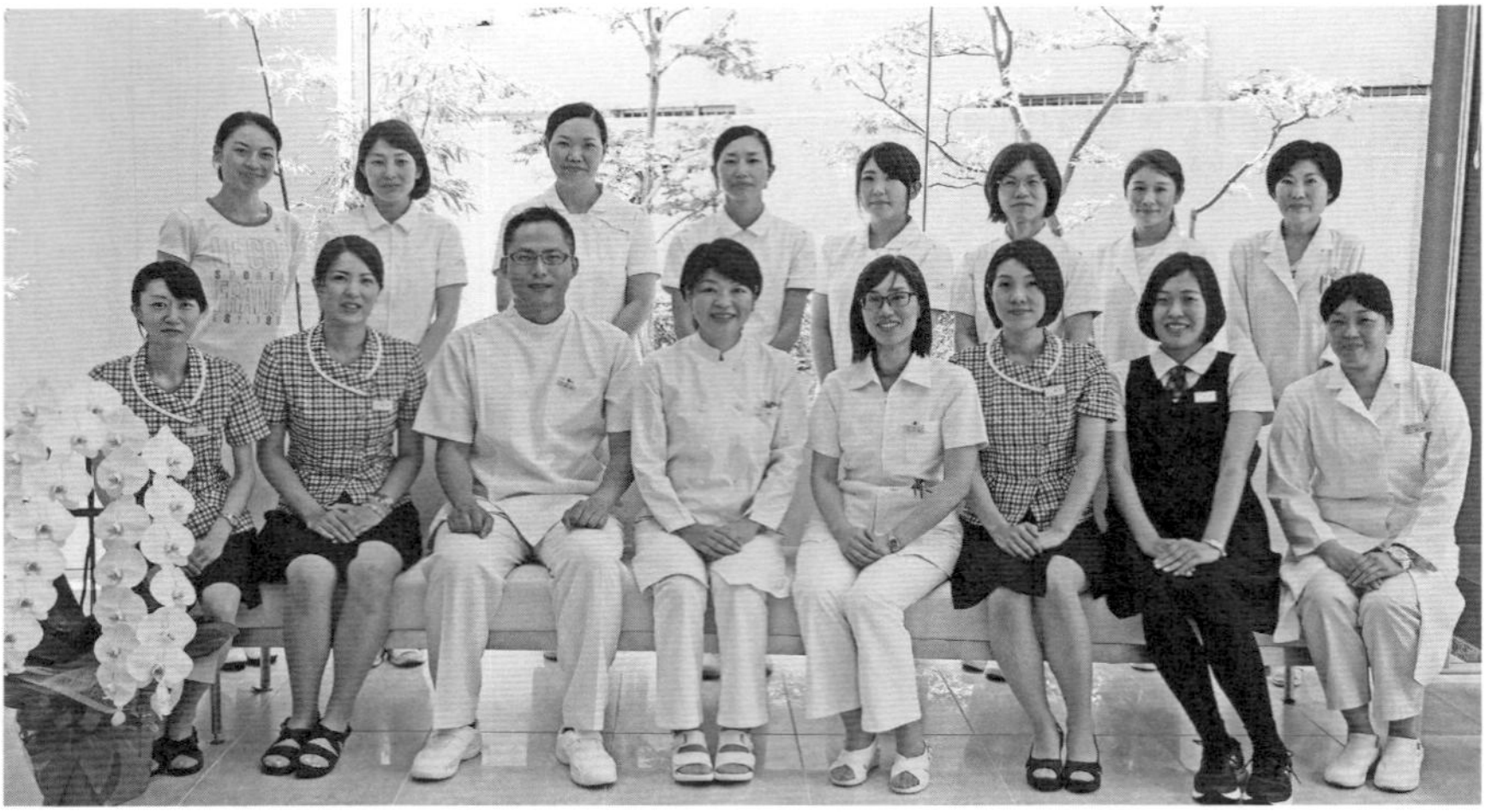

南昌江内科クリニックのスタッフ（2018 年）

医 師

南　昌江／糖尿病専門医

二村育実／糖尿病専門医

前田泰孝／糖尿病専門医

看護師

高巣京子／糖尿病療養指導士（JCDE、LCDE）

黒木幸恵／糖尿病療養指導士（JCDE、LCDE）

今畠百美／糖尿病療養指導士（JCDE、LCDE）

金納典子／糖尿病療養指導士（LCDE）・糖尿病看護認定看護師

本田佳子／保健師

野口昭恵／健康運動指導士・エアロビクスインストラクター

管理栄養士

田村あゆみ／糖尿病療養指導士（JCDE、LCDE）

垣田あゆみ／糖尿病療養指導士（JCDE、LCDE）

手嶋恵子／糖尿病療養指導士（LCDE）

吉岡利絵／糖尿病療養指導士（JCDE）・健康運動指導士

健康運動指導士

守田摩有子／糖尿病療養指導士（LCDE）

医療事務

米本愛、本高舞、吉村幹子、高田佳南

あとがき

私が糖尿病を発症した1977年（昭和52年）から41年が経ち、世のなかはずいぶん変わりました。糖尿病の医療も、発症当時では考えられないくらいに進歩しています。

当時は、「小児期に糖尿病を発症したら、30歳くらいまでしか元気で生きられない」と言われていました。

いまではインスリン治療を行いながら、50年以上元気で生活しておられる患者さんも多くなってきました。現在の医療技術で適切な治療を行えば、糖尿病の合併症を起こすことはない時代になっています。病気がない人以上に、いろいろなことに挑戦している糖尿病の患者さんはたくさんいらっしゃいます。「糖尿病のある人生を、それぞれの想いで有意義に生きることができる時代」そんな恵まれた時代になりました。

20年前に発行した『わたし糖尿病なの』の表紙は、可愛い心細い女の子のイラストで、糖尿病になって、「これから先どうしたらいいの?」と不安でしかたがなかった、そんな14歳の私だったと思います。

世のなかの多くの方に糖尿病という病気のことを正しく理解していただきたい、そして糖尿病という病気を抱えながら生きていく人に、適切な治療を行って有意義な人生を送ってほしい、糖尿病であることを隠す必要もないんだよ、私はそんな想いでこの書名を付けました。

55年の人生を振り返ったとき、なん度か大きな転機がありました。

糖尿病を発症したとき、医師になろうと決めたとき、医師になって東京に行こうと決めたとき、福岡に帰ろうと決めたとき、医師を辞めようかと悩んだとき、本を書こうと決めたとき、結婚を考えたとき、開業を考えたとき、フルマラソンを走ろうと決めたとき、クリニックを建てようと決めたとき。

そのときどきで、苦しみ、悩み、考え、多くの人に助けていただき、そして最終的には自分で決めた道を選択し、今日まで歩んで来ました。どんなときにも自分が糖尿病である現実を避けて通ることはできませんでしたが、その現実がいまの自分の原動力になっているのだと思います。

まだまだこれから先、10年後、20年後、叶えたい夢を追い続けながら、糖尿病のある人生を楽しく、明るく、そして自然に生きていきたいと思っています。

まだまだ私は「夢の途中」です。

これまで私を支えてくださった患者さんたち、ともに働いてくれたスタッフたち、ご指導いただいた先生方、出会った方々、一緒に楽しい時間を過ごしてくれた友人たち、いつも応援してくれている家族、今回も刊行の運びをしてくださった医歯薬出版の田辺靖始さん、また第6章で写真の掲載を快諾いただきました王貞治さん、そしてずっとずっと天国から見守ってくださっている平田幸正先生、仲村吉弘先生、深い深い愛情で育ててくれた父と母に心から感謝いたします。

天国の父と母にこの本が届くことを祈りつつ……。

平成30年10月1日

南　昌江

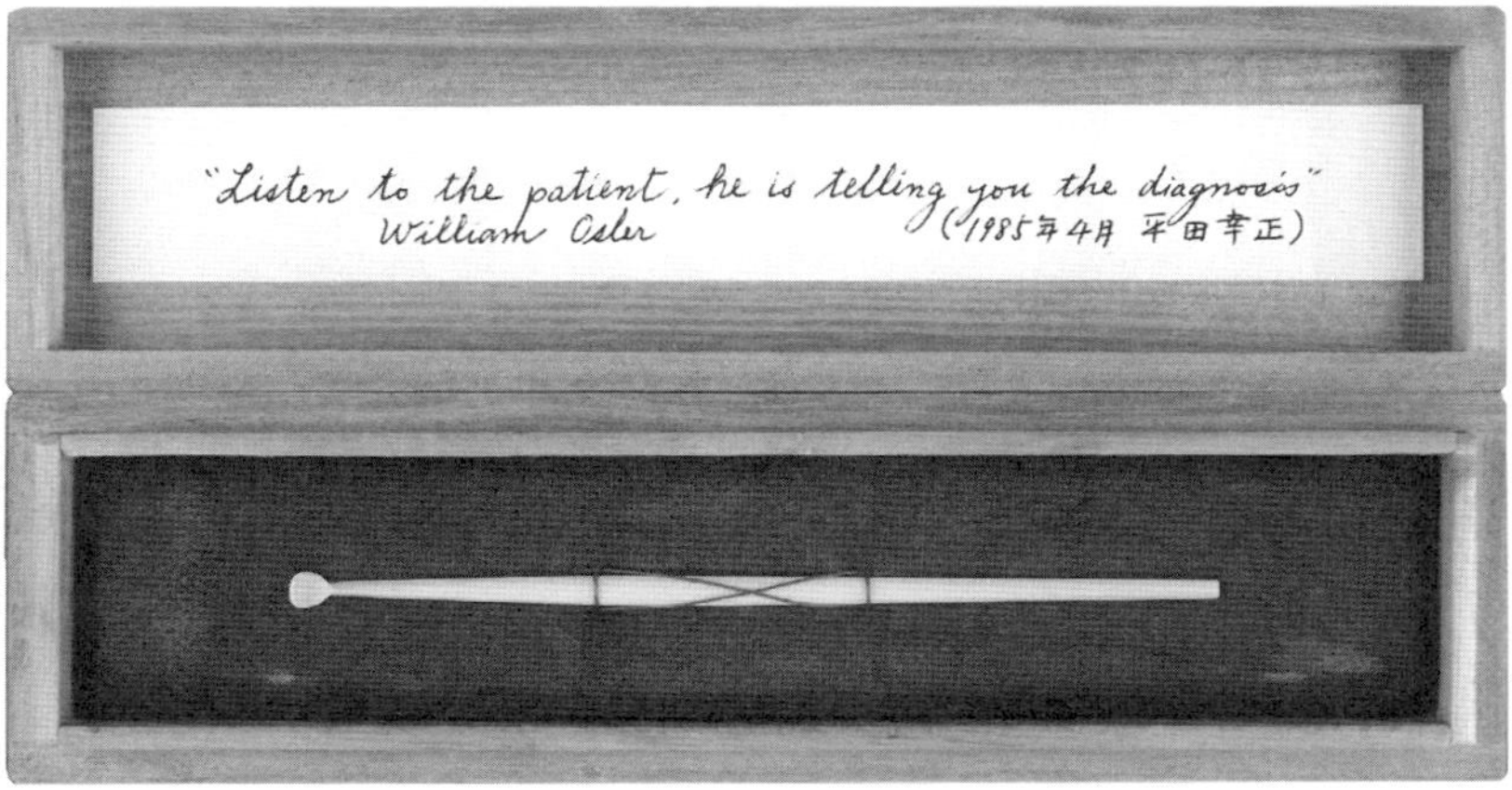

平田幸正先生からいただいた大切な象牙の耳かきです。いまもクリニックに飾り、
毎日心を引き締めて診療にのぞんでいます（125 頁参照）

【著者略歴】

南《みなみ》 昌江《まさえ》

昭和 38 年　北九州市生まれ
昭和 63 年　福岡大学医学部卒業
東京女子医科大学付属病院内科入局
同 糖尿病センターにて研修
平成 3 年　九州大学第二内科糖尿病研究室所属
平成 4 年　九州厚生年金病院内科入局
平成 5 年　福岡赤十字病院内科入局
平成 10 年　南昌江内科クリニック開業

認定資格：日本内科学会内科認定医、日本糖尿病学会専門医
委　　員：日本糖尿病学会 九州支部評議員
日本糖尿病学会「対糖尿病戦略５ヵ年計画」作成委員会
日本糖尿病協会 Team Diabetes Japan 代表
受　　賞：平成 10 年　日本糖尿病協会　ガリクソン賞
平成 28 年　日本糖尿病協会　パラメデス賞
平成 29 年　Best Doctors® 賞（2018-2019）
出 版 物：平成 10 年 10 月　『わたし糖尿病なの』（医歯薬出版発行）
平成 23 年 10 月　『アイデアいっぱい糖尿病ごはん』（書肆侃侃房発行）

わたし糖尿病なの あらたなる旅立ち　ISBN978-4-263-23655-0

2018 年 10 月 10 日　第 1 版第 1 刷発行
2018 年 11 月 15 日　第 1 版第 2 刷発行

著　者　南　　昌　江
発行者　白　石　泰　夫
発行所　**医歯薬出版株式会社**

〒113-8612　東京都文京区本駒込 1-7-10
TEL.（03）5395-7617（編集）・7616（販売）
FAX.（03）5395-7609（編集）・8563（販売）
https://www.ishiyaku.co.jp/
郵便振替番号 00190-5-13816

乱丁，落丁の際はお取り替えいたします　印刷・あづま堂印刷／製本・皆川製本所